JN006198

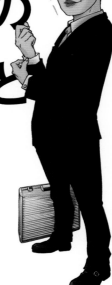

メディカの
セミナー
濃縮ライブ
シリーズ

Dr. 菊田の

キラリと見逃さない！
脳外術後の
正常経過と
異常発見

難しい術後のケアポイントがきっちりおさえられる！

福井大学医学系部門
脳神経外科教授

著 菊田健一郎

MC メディカ出版

はじめに

　本書は長年開催してきたメディカ出版の看護セミナーをまとめたものです。

　野村監督の語録の中に「勝ちに不思議の勝ちあり、負けに不思議の負けなし」という言葉があります。

　ダメな外科医は、何のトラブルもなくさっと手術が成功するイメージをもって手術に臨みます。そして見事に失敗します。そして「今回は勉強した。次は同じ失敗はしません」と述べ、次の手術ではまた別の失敗をします。失敗の数が多い外科医です。

　優秀な外科医は成功するイメージではなく「手術で失敗するとしたら何だろうか」と手術前によく考え、予測、想像して臨みます。そして失敗に陥りそうになった場合、巧みに回避します。失敗の少ない外科医です。

　周りで見ている人には手術を簡単にしているように見えます。しかし違うのです。負けや失敗には同じようなパターンがあります。それをよく勉強して回避しているのです。

　ナースも同じだと思います。何も考えず、真っ白な状態で毎回看護を行っている人には同様の失敗が待ち受けていると思います。「この患者の看護でトラブルが発生するとしたら何か」とよく考え、予測して看護を行うナースになるべきだと思うのです。本書は大病院だけでなく、一般の病院でもよく遭遇する脳卒中や頭部外傷の症例を題材として、“この病気はこういう経過をたどるのが普通で、こうなったら異常で、何が起こっているのか”という、トラブルとその原因について学び、考えてもらうことを目的に執筆しました。

　トラブルを予想し、回避する看護ができるナースの増加につながれば、これに勝る幸せはありません。

2022 年 12 月

菊田健一郎

Contents

目次

Dr.菊田の
キラリと見逃さない！
脳外術後の
正常経過と
異常発見

難しい術後のケアポイントが
きっちりおさえられる！

1時間目 慢性硬膜下血腫

慢性硬膜下血腫

おはようございます。皆さんの勉強の熱心さにちょっと感心いたします。

本書では、慢性硬膜下血腫、脳内出血、くも膜下出血、脳梗塞、頚動脈狭窄症という、ポピュラーな病気のお話と症例を提示して、皆さんが普段から行っている症例と比較していきます。

一応、医学には、なぜこういう治療をしているのか、なぜこういうふうに悪くなるのかという理由がいくつもあります。それをところどころで理論を挟んで説明していきたいと思います。

まず、慢性硬膜下血腫からお話ししましょう。この病気は、皆さん見たことない人はほとんどいないぐらい、非常にポピュラーな病気ですね。しかし、いろんなトラブルが起こることもあります。

苦手な神経生理を軽く復習しよう

最初に神経生理を復習しましょう。なぜ脳や心臓の治療は、他の臓器の治療より難しいと言われているのでしょうか？

○ 中枢神経細胞は再生しない

細胞・中枢神経・末梢神経と、どこで分かれているか知っていますか？　神経には、脳神経、それから脊髄神経、脊髄神経根まで行く末梢神経の３種類があります。脳から出る神経は脊髄の神経根でスイッチしています。脊髄神経の手前のところで上位運動ニューロンと中継されているんですね。その神経根で乗り換えてからが末梢神経です。末梢神経は切れても再生します。

　ところが、脊髄と脳の神経は1回切れるともう再生しません。爬虫類などは中枢神経でも再生するので、トカゲは尻尾が切れてもまた生えてきます。しかし哺乳類は、中枢神経がほとんど再生しません。神経が再生しないというのはじつは珍しいんです。ごくわずかに神経が再生する部分もあります。脳室の周囲と嗅細胞、つまり鼻の細胞です。鼻の嗅粘膜というのは、有害な臭いをかぐと神経が死んでしまって臭わなくなります。その後、神経細胞が復活し、次々に生まれ変わってくるんです。けれども、ほとんどの神経はオギャーと生まれてきたら、一生そのままです。やり直しは利きません。

　だから、脳梗塞になったり、脳あるいは脊髄に腫瘍ができたりしたらもう動くようにならないんです。心臓の筋肉もそうです。心筋梗塞によって心臓の筋肉が死ぬと、もう生き返らせることはできません。けれども心臓は、困難ですが取り替えることができます。一方、脳を取り替える移植というのはできませんから、脳が一番難しいと言われています。

→ 代償と可塑性

　でも、神経が切れて動かなくなったのにリハビリテーション（以下、リハ）したらちょっと動くようになってくる、なぜそんなことが起こるのかと思う人もいるかもしれません。

　切れた神経はなかなか再生しませんが、ほかの神経を刺激すると動かせるようになる場合があります。これを代償といいます。

　例えば、右の脳の司令と神経細胞、運動神経は左に交叉しています。脊髄が延髄で錐体交叉しているため、右の脳が損傷すると身体の左側が動かなくなります。

　ただ、左側を動かす脳の神経が全部右の脳にあるわけではないんです。一部分は左脳にあるものもあります。そういうふうに、残っている神経

を刺激して代わりにするという効果があります。これがリハです。動かすように練習するんですね。

　また、「可塑性」という言葉があります。可塑性というのは、再生や代償によって元通りになりやすいことを指します。脳の部位によっては、機能が回復しやすい場所となかなか回復しない場所があります。例えば、小脳はけっこう損傷してフラフラの状態でも、かなり機能が回復することが知られています。つまり、小脳の機能は可塑性なんです。

➡ 脳は予防的治療が必要

　ではなぜ中枢神経は、脳とか脊髄の病気は治りにくいんだろうと思いますよね。

　末梢神経は縫い合わせることができます。縫い合わせると、25歳以下の人はものすごく末梢神経の再生が早いんです。しかし、年齢が上にいけばいくほど回復が遅くなっていきます。とくに、重い症状が出てからでは回復もできません。

　脳は他の臓器に比べて、重度な症状が出る前に治療します。なぜ、こんなに症状が軽いのに治療するのか、もっと症状が出てきてからでいいじゃないかと感じる人もいると思います。けれども、残念ながら脳は手遅れになりやすいんです。手遅れになってから治すことはできないので、いわゆる動脈瘤を未破裂の状態で治療したり、予防的な治療をしたりすることがある程度必要になってきます。そういう再生できない臓器を扱っているということを覚えておいてほしいですね。

　そのため、一般的な手術では、術後、患者さんの脳は一時的に悪化します。そこからリハなどをして回復していきます。ただ、回復がうまくいかない可能性は常にあるので、そこをしっかり説明してあげないといけないんですね。

○ 頭蓋内圧は急激に上昇する

　頭蓋内圧って言葉を聞いたことがありますか。慢性硬膜下血腫になると、だんだん頭の中に水や血がたまり、腫瘍などで圧迫されて頭の中の圧力が上がっていきます。普段の圧力はだいたい $5\sim10\mathrm{cmH_2O}$ 程度。平均血圧が 90mmHg ぐらいで、頭蓋内圧 10mmHg ぐらいですね（**表1**）。

表1　頭蓋内圧の正常値

頭蓋内圧の正常値		
成人	8〜12 mmHg	11〜16 cmH$_2$O
小児	5〜10 mmHg	7〜14 cmH$_2$O
乳児	3〜6 mmHg	4〜8 cmH$_2$O

　頭の中には脳と、脳脊髄実質の中に脳脊髄液が150mL、血液がその半分ぐらいあり、体積は一定になっています。例えば、頭の中にしぼんだ風船を入れて空気を入れていき、中の圧力がどれぐらい高くなってくるかを観察すると、最初は体積が増えてきてもなかなか圧力が上がっていかないんですが、ある一定値を超えると一気に上がっていくんです。これを頭蓋内圧の緩衝脳といいます（**図1**）。ある程度までは辛抱する力があるんですが、だいたい腫瘍などが大きくなってから、頭痛や吐き気といった、頭蓋内圧亢進症状が急激に出てきます。

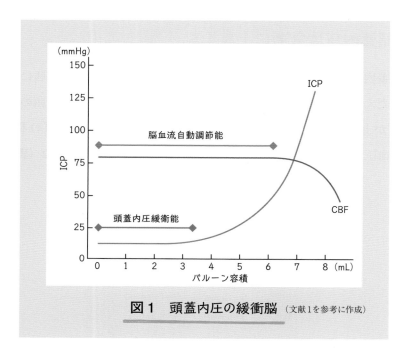

図1　頭蓋内圧の緩衝脳 （文献1を参考に作成）

○ 硬膜下腔というものは存在しない

　慢性硬膜下血腫はありますが、硬膜下腔というものはありません。じつは、硬膜とくも膜はぴったりと付いています。慢性硬膜下血腫というのは、硬膜とくも膜の間に血がたまってくるのではないんです。硬膜境界細胞層というところに血がたまっているんです。硬膜の中に、血がたまっている病気が硬膜下血腫ということです（**図2**）。

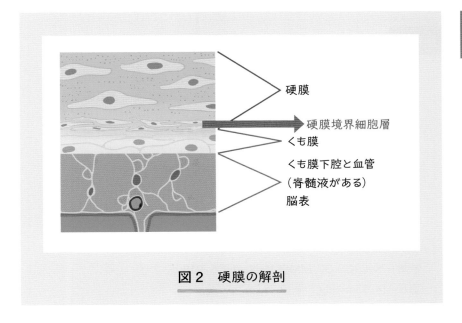

硬膜

硬膜境界細胞層

くも膜

くも膜下腔と血管
（脊髄液がある）

脳表

図2　硬膜の解剖

　だから、硬膜を栄養している血管が塞栓すると、硬膜下血腫が治ることもあります。これは硬膜の血流を遮断すると、血がたまらなくなるということですね。普段はそんな方法で治療はしませんけれど。ちょっとずつ、硬膜の境界細胞質に血がたまってくるということです。硬膜下血腫というのは、硬膜の一番内側の硬膜外細胞層に血腫がたまっている病気であるということを知っておいていただければと思います。

慢性硬膜下血腫の症状

　それでは、各論にいきたいと思います。まず、慢性硬膜下血腫の基本的な症状を見ていきましょう。

○脳外ナースなら知っておくべき典型的患者

　この患者さんは心臓弁膜症の手術を受けてだいぶ回復し、何とか1人で生活できていました。しかし、正月ぐらいから急に歩けなくなってきて食事も取らなくなりました。どうも10日間ほどはほとんど寝たきりで、言動もおかしい。訪問した娘さんが異常を発見して当院に搬送されてきました。弁膜症の手術を受けたわけですから、主治医は循環器内科医ですね。主治医から脳神経外科に相談がありました。

　患者さんは最初、大動脈弁閉鎖不全症で手術を受けました。心房細動

があってワーファリンを3mgを飲んでいて、INR1.2。INRとはプロトロンビン時間国際標準化比のことです。80歳代の女性ならばINR1.6〜2.6、つまり、1.6〜2.6倍であわせるのが普通です。今回は1.2倍しか伸びてないのでは、あまり効いてないということがわかります。

　入院時現症、意識レベルがJCS-3で、目は開いているけれど見当識障害がある状態です。MMSEが15点、MMSEは30点満点ということを知ってないといけないですね。HDS-Rも18点。血圧はあまり上がってませんが、麻痺があります。

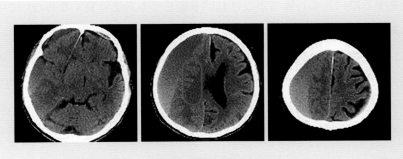

図3　患者の入院時頭部CT画像

　図3は患者さんのCT画像です。慢性硬膜下血腫です。

　どこに血がたまっているかわかりますか。通常、頭部のCT画像にはX型の黒い物が真ん中にあります。これを脳室といいます。しかし、今回は片側がありませんね（**図3○**）。

　元の脳のしわはなかなかわかりませんが、左（向かって右）にしわがあって、右（向かって左）にしわがないので、右側にたまっていると診断します。右側に血がたまっているので、左側が麻痺するということで

すね。

◯ 慢性硬膜下血腫の3大症状

慢性硬膜下血腫の3大症状として歩行障害・認知症・尿失禁があります。

1番は歩行障害です。慢性硬膜下血腫は歩行障害が必ずあります。認知症の症状がメインで入院してきた慢性硬膜下血腫の患者さんはアルツハイマー型認知症を合併しているケースが多いです。だから、手術しても認知症の症状は治らないということもあります。慢性硬膜下血腫の手術をする際に、歩行障害がなければ手術してもあまり良くならないこともある、というのを覚えてもらいたいです。

3大症状の認知症は、MMSE（Mini-Mental State Examination）やHDS-R（改訂長谷川式認知症スケール）といった認知症スケールで判定します。最後の尿失禁までいく人はなかなかわかりにくいです。歩行障害がなければ慢性硬膜下血腫ではないと思ってもいいですね。

→ 入院時は MMSE でまず認知症の確認を

皆さん MMSE はとっていますか。福井大学病院では、入院時に急性期で意識状態の悪い人は除いて、ほぼ全例 MMSE をとります。出血の関与によって具合が悪くなったときに、もともと認知症だったのかが非常に大事だからです。

MMSE は覚えるのが難しいですね。100 から 7 を引くのを 5 回続ける演算をします。HDS-R と一緒です。21 点以下が認知症になります。

→ HDS-R の暗記を薦める理由

皆さんは HDS-R、暗記していますか？　僕は暗記しています。それはね、世の中には認知症が心配だという人がいっぱいいるでしょう。外

来でも「認知症が心配だからMRIを撮ってくれ」「CTを撮ってくれ」という患者さんがたくさんいます。でも、認知症というのは、CTやMRIで海馬の萎縮がわかるような状態になったら、もう手遅れなんです。

はじめに悪くなるのは記憶障害の点数ですから、認知症が心配な人にはHDS-Rをとって、25点を下回るようであれば認知症の可能性があるのでMRIを撮るようにします。認知症を判断する最もいい方法はCTやMRIではなくて、記憶障害の点数を付けることです。

認知症も健康も同じです。悪くなる人は2年ぐらいで悪くなります。悪くならない人はずっと横ばいです。MRIやCTを撮らなくても、HDS-Rさえ覚えておけば判断できます。自分の家族に高齢者がいる人は、ちょいちょいやってみるといいと思いますね。

◯ 慢性硬膜下血腫の手術は高齢者でも受けやすい

症例の患者さんはMMSEが15点、HDS-Rも18点で、20点以下という認知症状が出ています。慢性硬膜下血腫の治療をするかどうかについて、主治医から相談がありました。

主治医が言うには、この患者さんは弁膜症の術後、合併症でとても苦しまれたそうです。それから、娘さんのお子さんに障害があり、娘さんはお母さんと子どもの介護が重なって疲れきっている。これ以上娘さんに無理をさせたくないと言うんですね。

「Afに対するワーファリンはあまり効かせないようにしています。無理するのも嫌だから。患者さんはもう何日も食べてないし、コミュニケーションも全然取れない。ここまで悪くなったら治らないんじゃないでしょうか。もう80歳を超えていますから、このまま看取る方向で考え

17

たらどうでしょうか」と聞かれました。この先生は非常に悲観主義者で、高齢者はすぐ看取る方向で考えるんです。

　でも、ここまで急に決められるとちょっと困ります。慢性硬膜下血腫の手術は局所麻酔で30分ぐらいで完了し、100歳の患者さんにもできます。そして、ほとんどは1回の手術で急激に良くなります。何度も再発したり良くならない場合はあきらめざるを得ませんが、「1回だけ手術をさせてもらえませんか？　今からでもすぐできます」と説得しました。

　局所麻酔は何歳でもできるんです。慢性硬膜下血腫の場合は、劇的に良くなることがあるので、1回手術して治らなかったら看取る方法でいきましょうと話をしたわけです。主治医と家族は「よろしくお願いします」と手術を許可してくれました。

● 慢性硬膜下血腫の治療法と正常経過

慢性硬膜下血腫の治療法と正常経過について見ていきましょう。

○ 穿頭血腫洗浄術＋血腫腔ドレナージ

　当院では穿頭血腫洗浄術という手術をし、硬膜下血腫ドレナージを置いていきます。執刀医によって多少違いますが、基本的には頭を3cmぐらい切開して頭蓋骨に1カ所穴を開け、そこから血腫を吸い出すという方法で治療します。これだと、あまり痛みがないので100歳の患者さんにもできます。

◯ 術後の正常経過

慢性硬膜下血腫の術後に、症状・認知症・麻痺はどうなるでしょう。薬の影響が残っている患者さんもいますが、通常は手足の麻痺が著明に改善し、受け答えも術前より良くなっています（**図4**）。

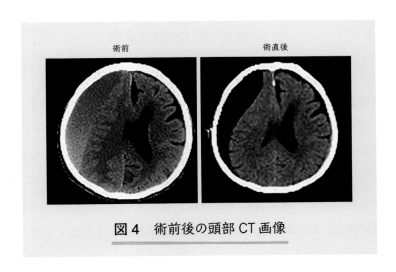

術前　　　　　　　　術直後

図4　術前後の頭部 CT 画像

この患者さんも5日目にはもう完全に麻痺が治っていました。高齢のため、そんな急いで歩かせることはしません。元気な人はもっと早く回復します。2週間後に MMSE をしたら15点から29点まで向上しました。**図5**は1カ月後の画像ですね。

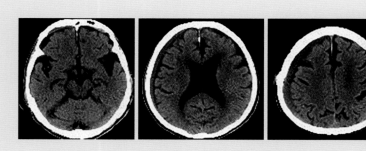

図5　術後28日目のCT画像

　慢性硬膜下血腫では、術後に麻痺が治っていない、認知症がまったく改善していない場合は、何か起こっていると考えたほうがいいですね。それから、不穏が出現したり、あるいはドレーンがまったく出ない、あるいは真っ赤な動脈血が出てきたりした場合は異常です。

　正常な経過だと、術直後にすでに良くなっています。血腫腔ドレーンの正常経過は、はじめちょっと薄紅色の血腫が出てくるんですが、だんだん髄液に性状が近くなります。そうなればクランプしていいです。髄液になってきたら、もう別に出す必要はないということですね。

→ 複数のドレーンを同時に開けないように注意！

　血腫腔ドレーンにはサイフォンが付いていません。サイフォンというのは、喫茶店でコーヒーがぽたぽた落ちている、あの道具です。金魚の水槽の水を替えるときにサイフォンの原理を使ったりしますね。

　では、サイフォンを付けるときは、どんな場合でしょう。サイフォンを付けるドレナージは髄液ドレナージといいます。脳室ドレナージ、脳槽ドレナージ、腰椎ドレナージなどは、サイフォンがいります。髄液ドレナージは陰圧にすると危険ですからね。でも、硬膜外ドレナージ、皮

下ドレナージ、血腫腔ドレナージなどは髄液を出すわけではありません。髄液を出すのが目的でないものはサイフォンが不要です（**表2**）。

表2　ドレナージの種類とサイフォンの有無

種類	目的	サイフォン
脳室ドレナージ	頭蓋内圧コントロール、髄液排液	要
脳槽ドレナージ	〃	要
腰椎ドレナージ	〃	要
硬膜外ドレナージ	術後出血、滲出液貯留予防	不要
皮下ドレナージ	〃	不要
血腫腔ドレナージ	血腫排出	不要

　もう1つ大事なこととして、複数のドレーンを同時に開けるときは、非常に注意しなければいけません。例えば、頭の中に脳槽ドレナージ、脳室ドレナージ、皮下ドレナージと3本のドレーンが入っている患者さんがいるとします。そのとき皮下ドレナージを最初に開いて、閉じずに脳室ドレナージを開けたりする人がいますが、これは間違っています。ドレーンを同時に2つ開けると、圧が強いほうからばかり髄液が出て、弱いほうからは出ていきません。

　脳室ドレナージと脳槽ドレナージは、サイフォンが付いているので圧を同じ高さにできますね。例えば、10cmH$_2$Oで、同じ圧にできます。しかし、皮下ドレナージは圧をセッティングできません。排液バッグがある最後の地点からの高さが圧になります。だから、これは絶対同時に開けないようにしてください。医師でも、脳室ドレナージと皮下ドレナ

ージのドレーンを同時に開ける先生がいますが、絶対間違っていますからね。

術後再発〜ワーファリンと DOAC（ドアック）〜

　なぜ硬膜下血腫は術直後から著明に改善していくのか、ということを勉強します。再発してくるケース、あるいは、トロンビン阻害薬、抗凝固薬を飲んでいるケースについて考えてみたいと思います。

症例2　80 歳代女性

【現病歴】20 ××年 5 月に転倒し、その後脳梗塞が再発し他院でリハ中であった。徐々に右片麻痺が進行してきたため当院紹介。

【既往歴】高血圧、多発脳梗塞、徐脈性心房細動、ペースメーカー(75歳)、慢性心不全

【アレルギー】なし

【内服】ワーファリン (1mg) 2T 夕、バイアスピリン

【生活歴】なし

【家族歴】なし

◆入院時現症

意識レベル JCS-2、右上肢不全麻痺 4/5、下肢麻痺なし、構音障害、運動性失語あり

日付、計算できない。復唱、語想起可能。

頭部 CT：左慢性硬膜下血腫、 2 個の陳旧性脳梗塞

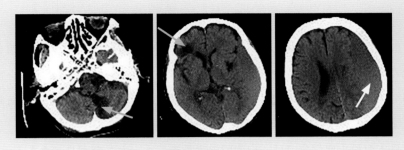

図6　患者の入院時頭部 CT 画像

　この方は 80 歳代の女性です。5 月に転倒後、脳梗塞が再発して他院でリハ中でした。転倒したのが原因なんでしょうね。徐々に右片麻痺が進行してきて、当院に紹介されてきました。多発脳梗塞があって心房細動でペースメーカーが入っています。ワーファリン、バイアスピリンを服用。血をさらさらにする薬をたくさん飲んでいて、しかも、このような病気があったんですね。

　入院時は JCS-2 で、右側に麻痺があります。後遺症で失語があります。日付が言えなくて、計算できません。復唱はできますが、言葉の障害があります。図6 の白矢印が慢性硬膜下血腫です。

　われわれ脳神経外科医というのは、見た瞬間に、しわがないか、すぐ気になります。図6 の黄色い矢印のところに黒いのが 2 カ所あります。この人は小脳と右の前頭葉のところに 2 回脳梗塞が起こっていて、しかもこの前転んだから、左のところに慢性硬膜下血腫ができている、ということがわかるわけです。

○ 術前、抗血栓薬の服用は止める？　止めない？

　問題は、服用しているアスピリンやワーファリンです。この2種類を飲んでいたら血がなかなか止まらないので、できたらちょっと服用を止めて手術したいところです。しかし、止めていいのかという問題があります。

　日本血栓止血学会では、白内障の手術やちょっとしたポリペクトミー、抜歯などの小さい手術はなるべく止めないでいきましょう、とされていますけれども、脳の手術やセンシティブな手術は、できれば止めるほうがいいということもいわれています。

➡ 抗血小板薬の場合

　では、アスピリンやクロピドグレル、シロスタゾールなどの抗血小板薬を止めるとどうなるでしょう。4週間やめると脳梗塞が3.29倍に増えます。もともと脳梗塞の再発率は年間10％です。

　だから、脳、あるいは心臓の主幹動脈に高度狭窄があったり詰まったりしている場合、抗血小板薬は止めません。そうでない場合は止めてもいいと思います。この症例では頭の中の血管はそこまで細くなかったので、アスピリンは中止しました。

　例えばラクナ梗塞という小さい脳梗塞に対してもアスピリンを出している医師がたくさんいますので、止めたからといって大きな影響はありません。手術のリスクを考えてこういう場合は止めますね。

➡ ワーファリンの場合

　ところが、ワーファリンを止めると、これは大変なことになります。ワーファリンは、服用していると脳内出血が7〜10倍高くなることがわかっています。また、ワーファリンを中止して抜歯を行った500人中

5 人が脳梗塞になった[2] という研究もあります。

　しかも、ワーファリンを止めて起こる脳梗塞はかなり大きくなるので、後遺症が出やすいんです。この患者さんは心房細動があって脳梗塞に 2 回なっているわけです。ワーファリンを中止すると、また脳梗塞になる危険性がありますね。

→ CHADS₂ スコアとは？

　ワーファリンを中止したらどれぐらいの人が脳梗塞になるか、計算するスコアがあるんです。よく出てくるので、今日覚えてください。CHADS₂ スコアというんです。チャッズツースコアと読みます。チャッズの C は心不全という意味です。Congestive heart failure、Congestive はうっ血性で、Heart failure というのは心不全ですね。つまりうっ血性心不全の C ですね。H は Hypertension、高血圧。A は年齢、Age です。75 歳以上だと Age、高齢者の項目が 1 点になります。D は Diabetes mellitus、糖尿病のことです。S は Stroke。テニスのストロークではなくて、脳梗塞ですね。脳卒中の stroke で、当たるという意味ですね。Stroke だけ 2 点なので、CHADS₂ スコアというふうに覚えます（**表 3**）。

　この患者さんは心不全、高血圧があって、年齢が 75 歳以上で糖尿病がなくて、Stroke があります。CHADS₂ スコアは 5 点で、年間の脳梗塞リスクが 12.5％と非常に高いです。

　CHADS₂ スコアが 4、5 点になると非常に脳梗塞リスクが高いので、できたらワーファリンは中止しないほうがいいです。

○ 再発して再手術時、ワーファリンはどうするか？

　この患者さんはアスピリンを中止し、ワーファリンは続行したまま穿

表3　CHADS₂ スコアの点数

Congestive heart failure	心不全	1 点
Hypertension	高血圧	1 点
Age ≧ 75y	75 歳以上	1 点
Diabetes mellitus	糖尿病	1 点
Stroke/TIA	脳卒中 /TIA の既往	2 点

頭術をしました。幸い、術後は出血がなくなり、失語や麻痺も軽快して
リハビリ病院に再転院しました。

　しかし、抗血栓薬を飲んでいる人は、治っても後から戻ってくる場合
があります。この患者さんも 2 カ月後、また同じように右側の麻痺が起
こって、失語どころか再発しているんですね（**図7黄色矢印**）。今度は
両側に起こっています。仕方がないので、ワーファリンを中和して手術
しました。

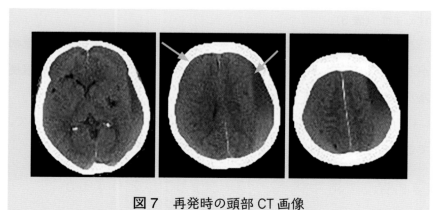

図7　再発時の頭部 CT 画像

→ ワーファリンを中和する方法

　ワーファリンは、肝臓の凝固因子2、9、7、10（肉納豆）を阻害する、肝臓で凝固因子を作らせなくして、血をサラサラにする薬です。ワーファリンそのものが血をサラサラにするのではなくて、肝臓で凝固因子2、9、7、10を抑えてしまうんです。2、9、7、10というのはビタミンKがないと作れません。ワーファリンはビタミンK阻害薬なんです。だからワーファリンを飲んでいる人にビタミンKを投与すると、作用が中和されます。ビタミンKがたくさん入っている納豆、クロレラ、青汁はとってはいけないということになりますね。

　同様にビタミンKを点滴したり、凝固因子をたくさん投与して、ワーファリンの作用を中和しても手術はできます。ただ、心不全がある人に輸血製材を入れると心臓に負担がかかるので、今はワーファリンを中和する作用がある乾燥濃縮人プロトロンビン複合体という点滴を直接投与します。めったに使うものではないんですが、県に1本は必ずあります。僕らの地域だったら、日赤や当院に置いています。高い薬で在庫代が高くなるので、限られた病院にのみ置くようになっています。

　乾燥濃縮人プロトロンビン複合体を点滴するとワーファリンはすぐ中和されます。その後、両側の穿頭血腫洗浄ドレナージをしました。

再発危険因子とは何？

　慢性硬膜下血腫の再発は何％ぐらい起こるでしょう。慢性硬膜下血腫は10％ぐらい再発すると覚えましょう。10人に1人ぐらい再発して再手術する場合があると説明したほうがいいと思います。逆に言うと、90

％は１回で終わるんです。

○ 再発しやすい患者さんの特徴

　どんな人が再発しやすいかといえば、アルコール依存症の人です。慢性アルコール中毒患者は肝臓が悪いから血が固まりにくいんですね。あるいは高齢者。脳が萎縮しているから頭に血がたまりやすい。それから抗凝固薬を服用している人、凝固異常や血液透析をしている人は血が固まりにくい。小児とシャント術後の人。こういう人が再発しやすいことが知られています（**表4**）。

　僕は、同じ患者さんに最多で5回手術したことがあります。2回目、3回目と大きく開頭して、4回目になると患者さんが、「この先生、腕が悪いんじゃないか」という感じで不信感を持ってきましてね。僕もすこし自信がなくなってきて、最終的に5回目は他の先生に一緒に入ってもらって一生懸命治しました。

　術者にも問題はあるのかもしれませんけれども、5回手術したのは、

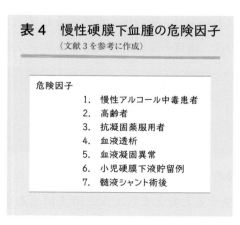

表4　慢性硬膜下血腫の危険因子
（文献3を参考に作成）

危険因子
1. 慢性アルコール中毒患者
2. 高齢者
3. 抗凝固薬服用者
4. 血液透析
5. 血液凝固異常
6. 小児硬膜下液貯留例
7. 髄液シャント術後

今までで一度だけしかありません。30人ぐらい手術をやっているとそういうことがあるんです。

→ 再発リスクの高い人に有効な薬剤

慢性硬膜下血腫の治療薬はないのでしょうか。最近、漢方薬の五苓散やトラネキサム酸という止血薬を服用していると、すこしずつ血腫が小さくなってきて治る人もいることがわかってきました。

五苓散というのは、体からいろんな水を出してくれるので非常に二日酔いに効きます。あとは小児の嘔吐、下痢状のときに使用します。水気を出させる力のある漢方薬ですね。

症例3　70歳代男性

【現病歴】2カ月半前、自動車運転中に自動車と衝突。交通外傷による外傷性血気胸で32日間呼吸器外科に入院し自宅退院。1週間前から右半身脱力と歩行困難を自覚し脳外科受診
【既往歴】緩徐進行型1型糖尿病、心房細動
【アレルギー】なし
【内服】リバーロキサバン15mg/日
【生活歴】飲酒なし、タバコ20本/日
【家族歴】なし
◆入院時現症
意識清明、軽度右麻痺、中等度記銘力障害

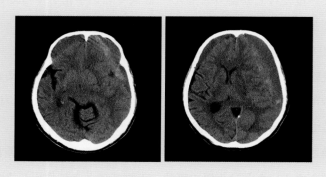

図8　入院時の頭部 CT 画像

⊘ 直接経口抗凝固薬（DOAC）服用患者の 慢性硬膜下血腫

　この患者さんはワーファリンではなく DOAC を使っています。2 カ月前に自動車運転中に衝突したんです。交通外傷で外傷性血気胸があったので、32 日間呼吸器外科に入院しました。退院してから、何となく右半身が脱力して歩きにくいということで当院に来ました。糖尿病と心房細動があって、リバーロキサバンを飲んでいる 70 歳代の男性です。

　2 カ月半前の交通事故から慢性硬膜下血腫が出てきたんですね（**図8**）。意識鮮明で、軽度右麻痺があります。

→ CHADS₂ スコアの低い場合は術前に DOAC の中止を検討

　この場合は、本来ならリバーロキサバンを休薬します。例えば術前外来では、どの薬をやめますかと必ずチェックしているので、僕らはカルテに大きな字で、「アスピリンを何時から中止」と書かないといけないんです。だからリバーロキサバンも何日から中止する、とみんなにわか

るように書かないといけないようになっています。大事なことですね。手術するときは、必ず抗血栓薬を止めるかどうか議論しないといけません。

患者さんはCHADS₂スコア２点でした。中止すればよかったなと思ったんですけど、そのまま手術したわけです。当時はリバーロキサバンの中和剤がなかったのもあって、何とかいけるんじゃないかと思って執刀したんですね。術後、すぐにたまってきて、42日目に再発しました（**図９**）。エドキサバンという別の抗血栓薬に変えて再手術しました。嫌な予感がしたんですけど、やっぱり30日ぐらいでさらに増大してきました（**図10**）。

そこで、もう一度、３回目の手術をしたんです。再々手術。投薬を中止して、それから何とか100日ぐらい粘ってからエドキサバンを再開しました（**図11**）。

今回の症例では、手術後１年近くたって、やっと投薬を再開したんで

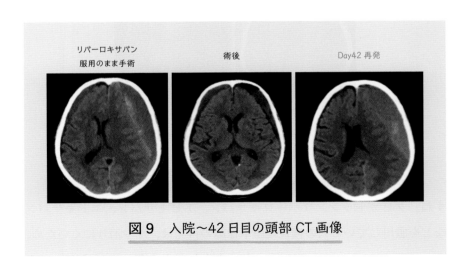

リバーロキサバン
服用のまま手術　　　　　術後　　　　　Day42 再発

図９　入院〜42日目の頭部 CT 画像

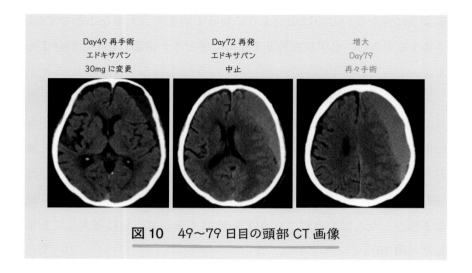

図 10　49～79 日目の頭部 CT 画像

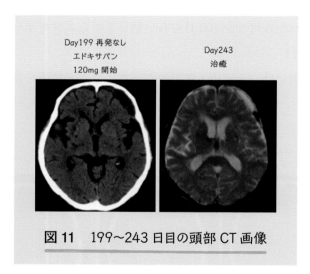

図 11　199～243 日目の頭部 CT 画像

すね。ダビガトラン、リバーロキサバン、アピキサバン、エドキサバン
などを服用している人の慢性硬膜下血腫の再発は、やや治りにくいため、
やっぱり $CHADS_2$ スコアの低い人は中止してから行ったほうがいいん

じゃないかというお話でした。

→ 術前に必要な服用中止時間と中和剤について

　たいていの薬は1日服用をやめたら成分が消えます。ワーファリンは効き目が長いですけど、他はだいたい12時間以下で半分になりますから、丸1日やめたら4分の1になります。2日やめたらもう完全に消えます。どんな手術でもできます。DOACを服用している患者さんは、だいたい24時間休薬したら手術できることは知っておきましょう。大手術の場合は48時間止めたら手術ができます。服用当日に手術するなら中和する必要があります。中和剤があるのはダビガトランですね。DOACの服用患者の再発は、難治だということを知っておいてほしいです。

　高齢者で抗凝固薬を飲んでいて転ぶ人はけっこう多いですね。だから、DOACはいろいろな会社が中和剤を開発しています。ダビガトランの中和剤に加え、2022年よりダビガトラン以外のDOACも中和できるアンデキサネットアルファが登場しました。これを飲めばすぐに0になります。これらは高い薬なのでなかなか置いていません。たぶん地区にある病院のどこかには置いてあるので、DOACを飲んでいる患者さんの緊急手術をするときは、この薬を取り寄せて点滴をします。30分ぐらいで完璧に効いていますので、手術ができるんですね。

術後てんかん〜どのくらいの確率で起こるの？〜

症例4 70歳代男性

【現病歴】10月に左中大脳動脈瘤（未破裂）の手術をうけた。術後3週間で独歩退院。11月に入り歩きにくさを自覚、12月になると言葉の出にくさを自覚し、外来を受診。

【既往歴】高血圧、糖尿病

【アレルギー】なし

【内服】エナラプリルマレイン酸塩、ニフェジピン、トリクルメチアジド、フロセシド、ニコランジル

【生活歴】飲酒なし、タバコ20本/日

【家族歴】なし

◆入院時現症

JCS-3、指示は入る。発語がなく無言。軽度右上下肢麻痺

未破裂術後の慢性硬膜下血腫

穿頭血腫洗浄術を行い、術後著明に症状が改善。会話もできるようになったが、術後12時間後、全身けいれん、右完全片麻痺、完全失語となり、血流が落ち着いてもけいれんは続いた。1月10日にはてんかん消失。

○ 術後の麻痺！？ 失語の悪化！？

患者さんは70歳代男性です。未破裂動脈瘤の手術をした後、元気に帰ったんですが、術後1カ月ぐらいから歩きにくい、2カ月したら言葉が出にくいということで来られたんですね。

この人は高血圧と糖尿病の薬を飲んでいます。もともとはスキーのイ

ンストラクターをやっていて、70歳代で国体選手の指導をするぐらい
の人なんです。元気なんですね。

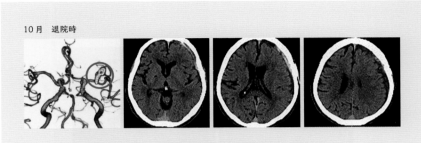

10月　退院時

**図12　未破裂脳動脈瘤手術後の
脳血管撮影画像とCT画像**

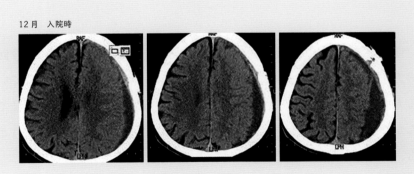

12月　入院時

図13　術後の再入院時の頭部CT画像

　未破裂動脈瘤の手術をして退院しました。クリップがここにあります
（**図12**）。2カ月後に来院した際には、ちょっと血がたまっていて慢性
硬膜下血腫になっていたので（**図13**）、穿頭血腫洗浄術をしました。術

後は著明に症状が改善して、会話もできるようになってきたんですけど、術後 12 時間後に全身けいれんを起こしたんです。右の片麻痺になって、完全失語でした（**図 14**）。

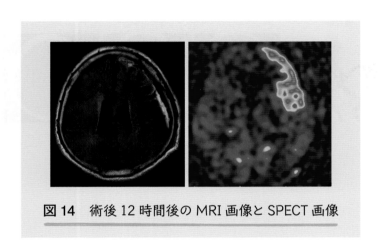

図 14　術後 12 時間後の MRI 画像と SPECT 画像

慢性硬膜下血腫の術後に強いてんかん発作を起こした患者さんは今回の方を含めて 2 人います。1 人はもう 30 年ぐらい前で、透析をしている人でした。長い期間に慢性硬膜下血腫を持っている人は手術を機にてんかん発作が起こります。今回の患者さんも強いてんかん発作ですけども、てんかんが起こるかどうかは、よほどでないとわからないです。

➡ MRI の脳血流測定で、てんかんが診断できる

今は MRI でもかなり脳血流が測定できます。

てんかんが起こっているところは、脳血流がめちゃめちゃ増えます。これはてんかんでなくても診断できます。**図 14** だと、90％以上の確率でてんかんの診断ができます。

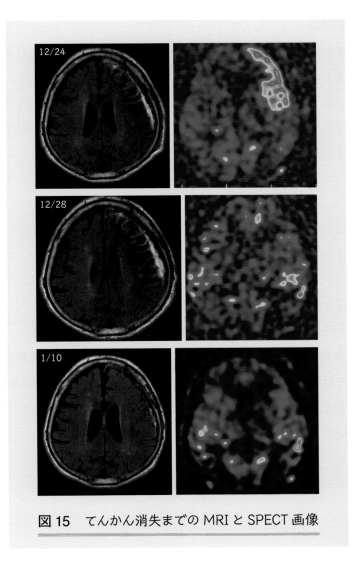

図15　てんかん消失までの MRI と SPECT 画像

　症例の患者さんのてんかんは非常に強かったことがわかります（**図15**）。てんかんが1回起こって、次の日も4回起こったんです。脳血流がものすごく増えているので点滴をしていたんですが、薬を足していか

ないといけなくなったんです。

　4日後からちょっと血流が減ってきて、1月10日に最後のてんかんが起こりました。てんかん発作はここまでで9回起こっています。一応てんかんは止まりましたが、その後、うつ傾向がありまして、自分に自信を失ってしまいました。結局、スキーのインストラクターに復帰するのに2年ぐらいかかったそうです。

◯ 術後てんかんが起こる割合

　慢性硬膜下血腫のてんかんはあまり多くありません。どれぐらい残るかというと、2～23％と幅がありますが、100人に手術して3、4人ぐらい。だいたい5％と思ってもらっていいです。混合型が多いと、ほとんどが術後3カ月以内に発症すると言われています。

→ 慢性硬膜下血腫の合併症には、再発とてんかんがある

　慢性硬膜下血腫の合併症には再発とてんかんがあり、再発は10％、てんかんは5％ぐらいの確率で起こります。ほとんどの人は手術すれば1回で元気になりますが、たまにそういう合併症があるということも知っておいてください。

術後高熱〜なぜ起こる？〜

症例5 30 歳代女性

【現病歴】全身けいれんを生じ、当院救急部を受診。抗てんかん薬が投与開始となる。CT で骨被薄化をともなう大きなくも膜嚢胞を指摘され、脳波では明らかな発作波形はないが左右差を認めたことから、内視鏡的嚢胞開放術を行うこととなった。

◆入院時現症

後遺症なく退院したが、退院後 1 カ月して頭痛が増強（POD 22）したため、穿頭血腫洗浄術＋オンマヤリザーバー留置で退院。また 1 カ月して頭痛（POD 66）と 38℃の発熱

WBC 8,900、CRP 16

食思良好

髄膜刺激症状なし

再発を繰り返すのはどうして？　高熱も出てきた！

　この患者さんは特殊な例です。30 歳代の女性で、てんかん発作が起こったため調べてみると、くも膜嚢胞というのが頭の中にありました（**図 16、17**）。これがてんかんの原因ではないかということで脳波を取り、くも膜嚢胞開放術をするために入院しました。

　脳波は**図 18** に簡単に載せています。脳波は全部で 16 まであります。奇数が左の脳で、偶数が右の脳です。番号の小さいほうから前頭葉、側

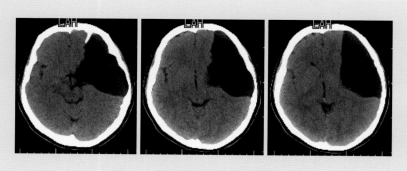

図16　受診時の頭部 CT 画像

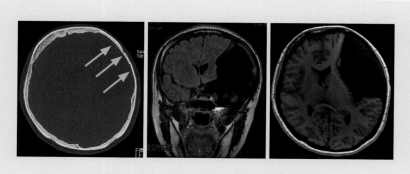

図17　受診時の X 線画像と MRI 画像

頭葉、頭頂葉、後頭葉になります。前から後ろになるんです。左右、左右で見てみると、左の脳のギザギザが小さいですね。徐波化しているんです。

　徐波化しているので、脳が圧迫されて働きが鈍くなっているのではないかということと、脳に左右差もあったので嚢胞開放術をしました。

　術後はとくに異変もなく退院しました。ところが 1 カ月ぐらいしてから、頭痛がまた増えてきたといって来られました。診断の結果は慢性硬

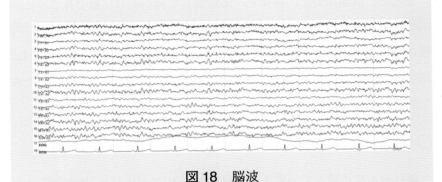

図 18　脳波

膜下血腫です。くも膜嚢胞はほとんど無症状です。くも膜嚢胞を発症すると慢性硬膜下血腫のリスクが高くなるんですよ。この患者さんも手術直後、血腫がたまってしまいました（**図 19**）。

退院後 1 カ月して頭痛が増強（POD 22）

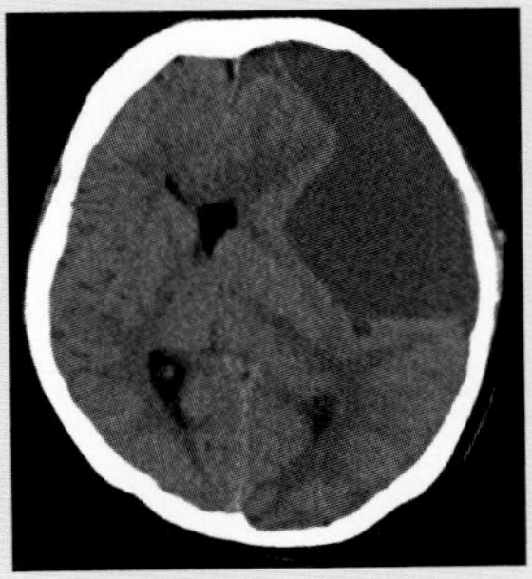

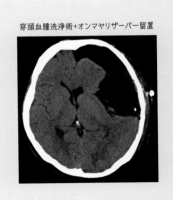

穿頭血腫洗浄術+オンマヤリザーバー留置

図 19　退院後 1 カ月の CT 画像

図 20　術後の CT 画像

それで、血腫除去と、再発を一応危惧して何かあれば血を抜こうと思ってオンマヤリザーバーを留置しました（**図20**）。術後39日目で、今度は頭痛と発熱（CRP16）でやってきたんです。ご飯も食べられるし、髄膜刺激症状もありません。たまっているものを抜こうかなと思ったら全然抜けてこないんです。

◯ 慢性硬膜下血腫後に感染し、硬膜下膿瘍を発症

傷はそんなに膿んでいるように見えないのに（**図21**）、何が起こったんでしょうか。答えは硬膜下膿瘍といって、ばい菌がたまるんですね。この膿瘍というのは、MRIで診断がつきます（**図22**）。拡散強調画像（DWI）です。この白くなっているのは、脳梗塞か膿瘍か脳動脈か、あとは髄皮腫が考えられます。この袋の中にばい菌がいるということは、MRIを撮ればわかります。

血腫だったのに、ばい菌が中で繁殖してしまったんですね。非常にまずいので結局、頭を開けて、中を十分に取って、オンマヤリザーバーを抜いてドレーンを1本入れて、ドレナージしたわけです。

培養検査で*Corynebacterium*というばい菌が出てきたので、抗菌薬治療を開始しました。この患者さんは年末近くに来られたんです。CRPが下がってきて、白血球は変わりませんが、熱も下がりました。検査結果も良くなってきたので、正月だし、内服しながら家に帰りますかという話をしたんですね。

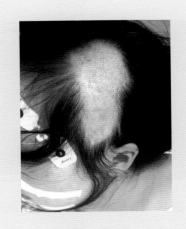

図 21　創部

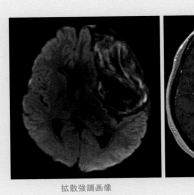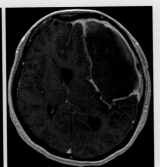

拡散強調画像
(DWI) で高信号

造影で被膜が造影

図 22　硬膜下膿瘍の MRI 画像

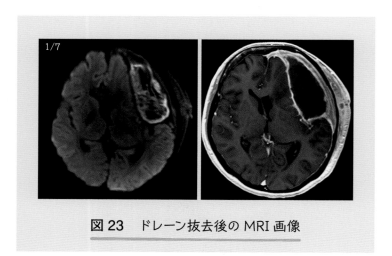

図23　ドレーン抜去後の MRI 画像

　しかし、ドレーンを抜いたら、また熱が上がり始めました。一応、MRI を撮ってみたら治っていません（**図23**）。やはりばい菌がまだいます。これは大変なことです。硬膜の中に脳があるので、被膜が破れたら脳炎になったわけです。死んでしまうかもしれない。悠長なことは言ってられないですよ。硬膜の外だったらいいですけど、ばい菌が中に入ってしまっているわけですから。頭蓋骨を抜去して、カプセルも骨も全部取り出して、ようするに中の異物を丸ごと全部取りました。

　2月に入ったら、ばい菌が出てこなくなったので、一応、画像上は治りました（**図24**）。最終的に84日も入院していました。

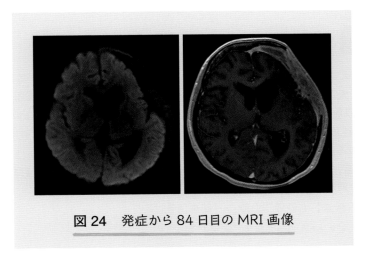

図24　発症から 84 日目の MRI 画像

◯ 慢性硬膜下血腫後の感染は難治

　慢性硬膜下血腫後、硬膜下にばい菌が入ると治療がかなり大変になります。高齢者ではときどきばい菌が入ります。ドレーンをできるだけ早めに抜くというのは、ばい菌が入らないようにすることなんですね。

　この患者さんは 4 回手術して、長期間抗菌薬を投与して、1 年間、骨がこんな状態で我慢してもらってようやくきれいになりました。感染は滅多に起こることではありませんが、治すのは非常に大変です。

70 歳代女性

【現病歴】当日 20 時ごろ自宅のトイレで転倒し、意識を消失しているところを夫が発見。近くの病院に救急搬送され、CT で異常を認め当院転送。10 日前に頭部打撲（顔面に皮下血腫あり）し、当日も 2 回転倒している。
【既往歴】SAH(Acom 動脈瘤、クリッピングとシャント術)、左下肢不全麻痺あり、ASO でバイパス術、肺ガン（放射線治療後）
【神経所見】意識レベル JCS-200、瞳孔 3.0mm/3.0mm、対光反射あり、左片麻痺 1/5
【CT 検査】右硬膜下血腫、一部高信号
V-P シャントが入っており、脳室が縮小

◯ シャントチューブが入っている場合の手術の注意点

　もう 1 つ、まさに特殊ケースの症例です。患者さんは、くも膜下出血の既往がある 70 歳代の女性で、クリッピング術と V-P シャント術をしたんですね。左下肢不全麻痺があり、ASO でバイパス手術をしていました。当日 20 時ごろにトイレで転倒して、意識消失しているところを夫が発見し、近くの病院に救急搬送され、CT で異常があったため当院に転送されました。

　10 日前に転んで頭部を打撲しているんですね。意識レベルは JCS-200 で、左の麻痺があってほとんど動きません。通常、CT では両側のくも膜下に急性の血腫のようなものがたまっていますが、X 状の脳室がこの患者さんでは見えません（**図 25**）。

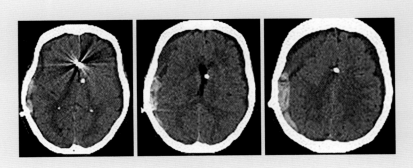

図 25　搬送時の CT 画像

　これは、シャントチューブが入っていて、脳室から水をだいぶ引いているからなんです。シャントチューブが入っている患者さんの慢性硬膜下血腫手術は通常とやり方が違います。再発の危険因子の説明でも言いましたが、シャント術というのは再発の危険因子になるんですね。シャントが入っているために慢性硬膜下血腫になった可能性があります。

　シャントの効き過ぎ、オーバードレナージが慢性硬膜下血腫の原因になるので、シャントの圧設定をそのままにして穿頭術を行うと、また再発する可能があります。だから、シャント術の入っている人の慢性硬膜下血腫の手術は、シャント圧をやや高めにして手術することが多いです。

　例えば、この人の場合は圧が 12cm から 17cm になったら血腫洗浄します。あとは経過を見ながらシャント圧をコントールして、退院させます。シャント圧をコントロールする必要があるというのが、通常の場合と違っていますので注意してほしいです。

急性増悪とは？

症例7　80 歳代男性

【現病歴】2、3 カ月前から歩行障害を生じていたが、昨日朝から頭痛が
出現。不穏となったので近医神経内科病院を受診。頭部 CT を撮ったと
ころ、慢性硬膜下血腫を認め当科紹介となる。
【既往歴】5 年前から認知症
【神経所見】意識レベル JCS -3(不穏)、認知症あり、麻痺なし

○ 慢性硬膜下血腫の急性増悪は非常にコワい！

　次は恐ろしい合併症なんですけれども、患者さんは 80 歳代の男性で
す。2、3 カ月前から歩行障害を生じていましたが、昨日から頭が痛く
なってきて不穏になったので、神経内科を受診しました。頭部 CT を撮
ると慢性硬膜下血腫の所見で脳外科に紹介されました（**図 26**）。認知症
があります。意識レベルは JCS-3、麻痺はありません。

　認知症は慢性硬膜下血腫のせいではないかもしれないですね。両側に
血腫の塊があります。左の慢性硬膜下血腫に対して穿頭血腫洗浄術を行
いました。右もちょっとありますが、薄いから置いておいて、左を穿頭
血腫洗浄して、術後とくに問題はありませんでした（**図 27**）。ところが、
手術した翌朝 7 時に突然ドレーンから真っ赤な鮮血が勢いよく出てきま
した。患者さんは左の共同偏視と麻痺が起こりました。

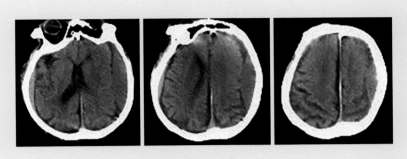

図 26　受診時の CT 画像

左 CSDH に対し穿頭血腫洗浄術

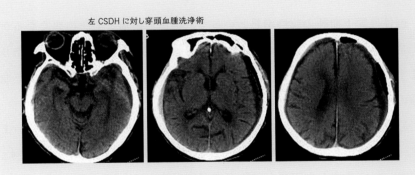

図 27　穿頭血腫洗浄術後の CT 画像

　いったい何が起こったんでしょう。これは、慢性硬膜下血腫の中の血管が切れたんです。あるいは皮下のドレーンを置いたときに、浅側頭動脈が切れて、それが頭に入ったからです。つまり、動脈がどこかで切れて、血腫腔の中に入って脳内出血を起こしたんですね（**図 28**）。

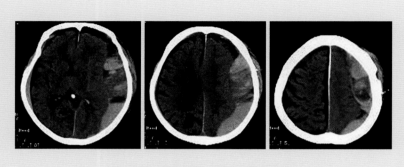

図28　急性増悪時の CT 画像

　慢性硬膜下血腫の急性増悪といって、術後と術前とで急に悪くなるケースがあるんです。慢性硬膜下血腫の血腫腔外に急性硬膜下血腫があります。急性硬膜下血腫と慢性硬膜下血腫は全然違います。急性硬膜下血腫のほうが重症です。

　急性硬膜下血腫は極めて危険な状態なので、開頭血腫除去術を行います。急性硬膜下血腫は慢性と違って、血腫が液体ではなくゼリー状です。固まっていますから穿頭血腫除去術では出せません。

　しかも血腫を出したら出血部位に近づきますので、止血をしないといけません。慢性硬膜下血腫は洗うだけでいいですが、急性硬膜下血腫は動脈から出血しますから、洗っただけでは血は止まりません。だから開頭して、血腫を除去して止血をするんです。

　慢性硬膜下血腫の術後に急にものすごく悪くなるケースが、てんかんと急性増悪であることを知っておいていただきたいと思います。

慢性硬膜下血腫のポイントを
おさらいしよう

　血腫腔ドレーンにはサイフォンがありません。通常、翌日に抜去します。再発例や難治例では長めに留置することがあります。

　再発は10％ぐらいです。高齢者、抗血栓薬、シャント術の入っている人は再発注意ですね。何度も再手術になると患者さんが精神的にまいってくるので、事前に10％ぐらいは再発があるんですよ、ということを教えてあげるといいですね。術後てんかんは5％未満です。

　慢性硬膜下血腫は感染すると大変です。穿頭術は切り口が小さいので、ばい菌が入ることはなかなかないですけども、もし感染すると硬膜の下にばい菌が入り、非常に長期間治療が必要になります。

　慢性硬膜下血腫が急性増悪して急性硬膜下血腫ができると命にかかわります。意識が非常に悪くなった場合は、すぐにドクターコールする必要があります。

　それでは、慢性硬膜下血腫はこれで終わりたいと思います。

引用・参考文献
1) Langfitt, T. Increased intracranial pressure. Clin Neurosurg. 16, 1969, 436-71.
2) Wahl, MJ. Dental surgery in anticoagulated patients. Arch Intern Med. 158 (15). 1998, 1610-6.
3) Arbit, E. et al. An implantable subdural drain for treatment of chronic subdural hematoma. Surg Neurol. 15, 1981, 175-7.

脳内出血

脳内出血の基礎知識

脳卒中のうち、脳内出血の割合は 20%

脳内出血は、一般的には脳血管性脳内出血です。いろいろな原因があり、4～5 カ所ほど好発部位があります。

まず脳内出血の基礎知識です。脳卒中、あるいは脳血管障害という言葉は、脳の血管が切れたり、脳の血管が詰まったりすることを指します。脳卒中の内訳は、脳梗塞 70%、脳内出血 20%、くも膜下出血 10%の割合です。

脳血管障害といえば、ほとんど脳梗塞なんですね。脳内出血は 20%です。

1 次性脳内出血と 2 次性脳内出血の違い

高血圧性脳内出血というのを教わったことがあるかもしれません。最近は 1 次性脳内出血といいます。脳内出血で運ばれてくる人はこれまで病院に行っていない人が多くて、「高血圧はありましたか」と聞いてもわからないという人もいます。

特段、頭に腫瘍もなく病気でもないのに脳内出血することを 1 次性といいます。一方、頭の中に AVM（脳動静脈奇形）、もやもや病、脳腫瘍など、何か別の病原を持っていてそこから出血した場合は 2 次性といいます。

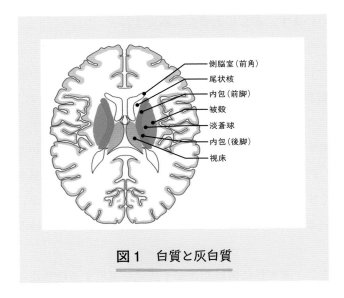

図1　白質と灰白質

→ 基底核は微妙な感覚を調整する組織

　もう１つ覚えておかないといけないのは、脳は、よく見れば灰色の部分（灰白質）と白い部分（白質）があるんですね（**図1**）。この灰色の部分に神経細胞が多いんです。神経細胞というのは、細胞体に長い尻尾がついた細胞です。そして、白質のところは線維しかなくて細胞体があまりないんです。

　灰白質のところに神経細胞の本体があります。基底核、視床、淡蒼球にも神経細胞などがあって、それらが微調整しているんです。だから手を動かすという運動は手に電気信号が来て動くんですけど、基底核の微調整が悪くなるとぴたっと止めるといったことがうまくいかず、手がずっと震えます。動くけど、震える状態になるんですね。

　手をなめらかに動かしたりぴたっと止めるとかは、いろんな神経の電気信号がたくさんかかわっているんですよ。これらを行う中心の組織を

基底核といいます。非常に大事な組織ですね。

➡ 被殻と視床の見分け方

　白い部分にＸ型のところがあります。ここは運動神経が通っています。神経細胞はありませんよ。運動神経線維がＸのところを通って、ずっと下に下りています。このＸのことを内包といいます。内包の外側が被殻です。内包の内側が視床です。これは覚えてほしいです。

　被殻は、内包の外側にあり、視床は、内包の内側にある感覚の細胞中枢です。くすぐったいとか、かゆいとか、しびれているとか、何かが肌に触っているとか、何か押されているとか、いろいろな微妙な感覚の中枢です。

　ようするに、基底核は微妙な運動や感覚を調整する役割なんですね。

　被殻は内包の外側にあるので、被殻出血は脳室の中に穿破しにくいです。視床出血はすぐ脳室の中に穿破します。

　ここまでのおさらいをしましょう。

　脳卒中の2割が脳内出血です。脳内出血には1次性と2次性があります。そして灰色の灰白質のところに神経細胞が多くあり、白いところ（白質）は神経の線維。軸索とか、樹状突起とかいうのがケーブルのようにつながっています。

　基底核では出血がよく起こります。内包という運動の神経、ケーブルが通っている外側が被殻で、内側が視床で、内包、被殻、視床をあわせて基底核と呼びます。

◯ 1次性脳内出血好発部位

　被殻出血、視床出血、小脳出血、橋出血、皮質下出血の5カ所が好発

部位になります（**表 1**）。患者さんの目に注目しましょう。被殻出血は
たいてい出血している方向に目が向きます。両眼が一定の方向を見て固
定していることを共同偏視といいます。

　視床出血は、鼻先を見て寄り目のような共同偏視になっています。小
脳出血は、健側に向かって偏位が入ると書かれていますが、僕は見たこ
とがありません。

　橋出血の Ocular bobbing、正中固定は見たことがあります。脳幹出
血は眼球が上下に動きます。

　脳内出血の頻度は基底核部出血（被殻出血、視床出血）が 7 割、その
ほかが 1 割ずつです。

　1 次性脳内出血の好発部位、全部言えますか（**図 2**）。○に内包があ
ります（**図 2-a**）。これは被殻出血です。内包の外側だから被殻出血。
大きいですが、これも被殻出血です（**図 2-b**）。内包の位置を見ればわ
かります。**図 2-c** は内包の内側に出血してますね、視床出血です。

表 1　出血部位による違い

	被殻出血	視床出血	小脳出血	橋出血	皮質下出血
麻痺	片麻痺	片麻痺	なし	四肢麻痺	部位による
瞳孔	正常	縮瞳	正常	縮瞳（pin point）	
対光反射	あり	なし	あり	あり	
眼位	患側への偏位	内下方への偏位	健側への偏位	正中固定 Ocular bobbing	
頻度	50%	20%	10%	10%	10%

図2-d は小脳出血ですね。→に第四脳室が見えます。第四脳室の後ろが小脳ですので、図2-e は橋出血です。皮質下出血は皮質の灰色のところと白いところに出血を起こします（図2-f）。図2-g は内包の外と内、両方とも出血していますから、これは被殻出血かつ視床出血の混合型出血です。

　2割がこの混合型出血ですね。第四脳室というのがわからないときは、ここを見てください（図2-d、e →）。ここに穴が開いているのが、第四脳室という脳室です。脳室の後ろが小脳で、前が脳幹です。

　それでは、被殻出血から症例を見ていきましょう。

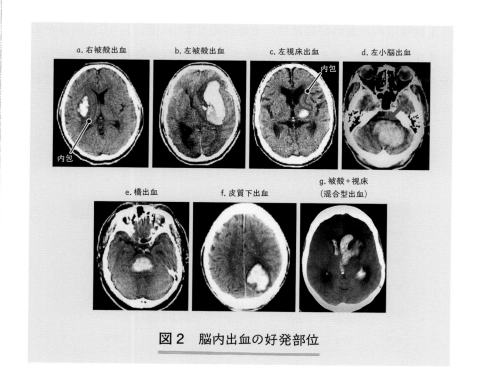

図2　脳内出血の好発部位

被殻出血の手術・正常経過・観察ポイント

症例1　50歳代男性

【現病歴】瓦職人。6月20日、朝から仕事で屋根ぶきに来ていた。11時に食事を食べ、12時ごろから家の小屋で横になっていたところ、15時より左半身の脱力を自覚し、その後構音障害、右側頭部痛が出現して動けなくなった。16時過ぎに家主が発見し大学病院救急に搬送。

【既往歴】　特記すべきことなし。検診受けず。

【アレルギー】　なし

【内服】なし

【生活歴】飲酒2号/日、タバコ40本/日

【家族歴】脳卒中なし

◆入院時現症

意識レベル JCS-1、GCS15　　血圧 162/94mmHg　　脈拍 70

共同偏視あり、瞳孔 3.0mm/3.0mm、対光反射＋/＋

左片麻痺：上肢 2-/5、下肢 0/5、軽度左顔面神経麻痺

頭部 CT：右出血　4.8cmx5.3cmx5 スライス

○ 急性期意識障害

　最近は、都市部では大きい家はなかなかありませんが、福井県は非常に大きい家が多くあります。瓦ぶきも多いので、このような職業の人もまだたくさんいらっしゃいます。

　この患者さんは残念ながら10月過ぎぐらいから調子が悪くなってきたというんですね。こういう職人の人は検診を受けない人もいらっしゃ

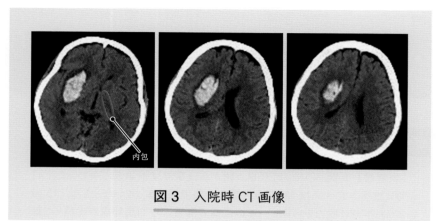

図3　入院時CT画像

います。お酒もけっこう飲んで、タバコも吸っている。当院に来たとき
は JCS-1、GCS15、共同偏視あり。4.8cm × 5.3cm × 5 スライスの出血
がありました。ここが内包ですから、被殻出血ですね（**図3**）。4.8cm
× 5.3cm × 5 スライス。僕らのところの CT は 5mm スライスで切って
いますから、5 スライスになるということは、高さ 2.5cm と考えられま
す。

→ JCS と GCS を覚えよう

　JCS と GCS は知っていますよね。JCS（**表2**）1桁は何もしないでも
目が開いています。2桁は刺激をすると目が開きます。3桁は何やって
も目が開きません。1桁は1点、2点、3点となっています。1点は何と
なくおかしい。2点は見当識障害。3点は、自分で反応できないので相
当重症です。

　2桁以上もみていきましょう。刺激をすると覚醒する2桁では、10点
は呼びかけると開眼、20点は大きな声または身体を揺さぶると開眼し
ます。30点から200点は瀕死です。300点はまったく動かないという状

表2 Japan Coma Scale（JCS）

I.	刺激しないでも覚醒している状態（1桁）	

	0	清明
	1	清明とはいえない
	2	見当識障害がある ← ここは何処？　あなた誰？　今は何時？
	3	自分の名前、生年月日が言えない

II.	刺激すると覚醒する状態（2桁）	

	10	呼びかけで容易に開眼する
	20	大きな声または身体を揺さぶると開眼する ← 簡単な従命可
	30	呼びかけを繰り返すとかろうじて開眼する

III.	刺激しても覚醒しない状態（3桁）	

	100	痛み刺激に対して、払いのけるような運動をする
	200	痛み刺激に対して、少し手足を動かしたり顔をしかめたりする
	300	痛み刺激に反応しない ← まったく動かない。昏睡

R（restlessness）不穏、I（Incontinence）：失禁、A（akinetic mutism/apallic state）：無動性無言・失外套状態

態です。

　GCS（**表3**）は覚えにくいので、覚えなくてもいいと思っています。常に点数を確認できる状況にしておけばいいです。E（開眼）4点、V（言語）5点、M（運動）6点ですね。

◯ 対光反射＝視神経〜EW核〜動眼神経

　対光反射がどのように起こるかということを知っておいてほしいです（**図4**）。対光反射は、目が見えない人には起こりません。ペンライトで目を刺激すると、光が網膜に入ってエディンガー・ウェストファル

表3 Glasgow Coma Scale（GCS）

E	開眼	V	言語	M	運動
4	自発的	5	見当識あり	6	命令に従う
3	言葉により	4	会話混乱	5	はらいのける
2	痛み刺激により	3	言語混乱	4	逃避屈曲
1	なし	2	理解不能の声	3	異常屈曲
		1	なし	2	異常伸展
				1	なし

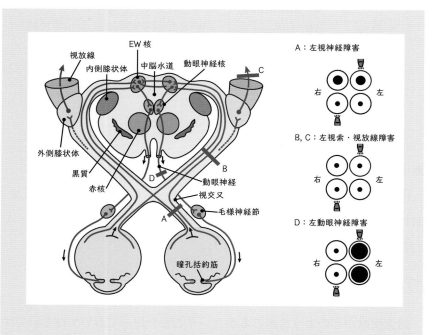

図4 対光反射のメカニズム （文献1を参考に作成）

（EW）核という中脳水道のすぐ横にあるところに入って、そこから動眼神経、毛様体神経節を介して瞳孔括約筋に指示が入ります。視神経で入って、動眼神経で出てくる反射ですね。

だから、左側の視神経障害では、左眼から光を当てても、両眼とも散瞳しています。しかし、右眼に当てると縮瞳します。左側の動眼神経障害では、左眼から光を当てても左眼は縮瞳しません。右側から刺激が入っても、左眼は縮瞳しません。

動眼神経麻痺になっていると、もともと散瞳しています。縮瞳できません。

◯ 眼球運動は動眼神経、滑車神経、外転神経に支配される

眼球運動の異常を調べるには上下６方向、上、下、右、左、斜め右、斜め左を見るよう指示します。うまく見れない場合に異常があります。

眼球運動は外転神経、動眼神経、滑車神経と３つの神経で支配されます（図5）。外転神経は、目を外に向ける神経。これはわかりますね。だから外転神経が麻痺すると、目がすこし内側を向いてしまいます。この外転以外のほとんどの目の動きは動眼神経の枝でコントロールします。動眼神経の役割はたくさんあって覚えられません。ほとんどは動眼神経です。あと縮瞳も、目を開ける、まぶたを上げるのも、全部動眼神経です。

滑車神経は斜め下を見るときに使います。本を読んだり、字を書いたりするときに目が下を向きますね。この動きを上斜筋と滑車神経が支配しています。だから滑車神経が麻痺すると、ちょっと目が上転します。外転神経・滑車神経以外は動眼神経で目を動かす、というのを覚えてお

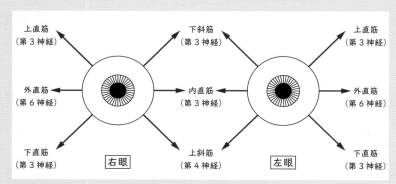

動眼神経 (III)：外転と内下転以外＋縮瞳と眼瞼挙上
滑車神経 (IV)：内下転（上斜筋）
外転神経 (VI)：外転

図 5　眼球運動にかかわる神経・筋肉

くと、麻痺したらどうなるかというのがわかります。

　動眼神経が麻痺すると、まぶたが下がって眼球が外に向きます。滑車神経が麻痺すると、下に向くことができなくなります。料理など手元を見る作業ができなくなります。眼球がちょっと上に上がります。外転神経が麻痺すると、外に向けなくなりますから、眼球が内寄りになります。

　上記のように、脳神経の麻痺により眼位が変化します。そして脳内出血時も眼位が変化しますね（**図 6**）。脳幹出血は上下にずれる。視床出血というのは寄り目。被殻出血は病側を見る共同偏視。参考書などでは小脳出血で病側の反対側に共同偏視と書かれたりしていますが、見たことある人います？　ないと思うんですけどね。

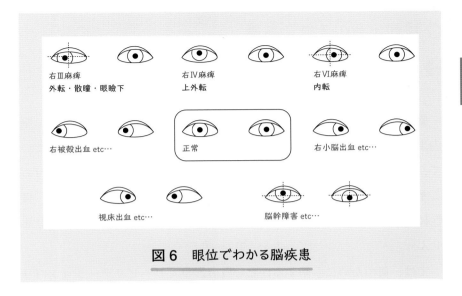

右Ⅲ麻痺
外転・散瞳・眼瞼下

右Ⅳ麻痺
上外転

右Ⅵ麻痺
内転

右被殻出血 etc…

正常

右小脳出血 etc…

視床出血 etc…

脳幹障害 etc…

図6　眼位でわかる脳疾患

○ 脳内出血急性期で血圧が高めの場合は下げる？下げない？

　患者さんは被殻出血で急性期、血圧が 162/94mmHg です。下げたほうがいいでしょうか。『脳卒中治療ガイドライン 2021』では 140mmHg 未満に下げることになっています[2]。ニカルジピンで下げていきます。2009 年のガイドラインでは下げないでくださいとありますから、変わってきていますね。脳内出血急性期は 1 週間の血圧を 140mmHg 以下に下げる、ということを覚えておきましょう。

→ 被殻出血の出血量の計算式は長径×短径×高さ÷2

　出血量の計算方法は長径×短径×高さ÷2 です。だから 4.8 × 5.3 × 2.5（5 スライス＝ 2.5cm）÷ 2 ＝ 31.8mL になります。

◯ 被殻出血の手術の基準

→ 出血量 10mL 未満や軽症、深昏睡 JCS-300 の場合は手術を行わない

　脳内出血を手術するかどうか、これは大事なところですね。実は、脳内出血の手術は難しいんですよ。なぜかというと、脳の中で出血していて、神経線維がかなり切れているのですから、それを手術してつなげることはできないんです。だから、脳内出血を手術したからといって、慢性硬膜下血腫みたいに麻痺や感覚が著明に良くなるということはありません。

　では、何のために手術するかというと、早くリハビリテーション（リハ）に移行させるためです。手術して早くリハに復帰できると、合併症が少なく回復する可能性があります。

　ということは、リハに早く復帰できる見込みのない人は、手術してもあまり意味がないんですね。一度切れてしまった神経線維を手術で回復させることはできないので、手術を行うべきなのは、点滴治療するより手術したほうがリハビリを早く始められて良くなる可能性がある人であり、あまりに軽症・あまりに重症の人は手術しても意味がありません。あまりに重症の人は手術して遷延性意識障害を作り出す可能性があるんです。こういうケースは適用がありません。

　昔から脳内出血に対する手術を重ねてきて、だいたいこれぐらい良くなるというのはわかっているんですね。国際的にもさまざまなケースを行うので、たくさんデータが蓄積されています。

　一応、被殻出血は意識レベルが JCS-20〜30 ぐらいの人、あるいは出血量が 31mL 以上ですが、出血量はあまり多すぎないというのが良い適

被殻出血	31mL 以上で圧迫所見が高度 JCS-20〜30 では定位血腫除去
視床出血	脳室ドレナージのみ
皮質下出血	脳表から 1cm 以下なら
小脳出血	3cm 以上 / 増悪 / 水頭症
脳幹出血	脳室ドレナージのみ

表 4　脳内出血の手術適応

※ 10mL 未満 / 軽症は手術を行わない
※深昏睡 JCS-300 の手術は根拠なし

応です。定位脳手術は脳内出血に対する治療成績がいいのではないかと言われていますね。この症例は出血量が 31.8mL なので、手術しています。

➡ その他の出血の場合

　視床出血の適応は脳室ドレナージのみです。脳幹出血もたいていは適応がありませんが、水頭症予防のために脳室ドレナージを実施します。皮質下出血は場所によっては後遺症があまり出ないので手術できる場合が多いです。小脳出血は 3cm 以上あったら、手術します（**表 4**）。

◯ 被殻出血の手術〜開頭血腫除去術〜

　手術の方法は開頭術と定位脳手術、神経内視鏡手術です。最近は定位脳手術のほうがいいんじゃないかと言われていますね。

➡ 脳内出血の手術効果が科学的に証明

　2019 年に、やっと脳内出血の手術効果が部分的ですが科学的に証明された論文が出ました[3]。脳内出血は手術したほうがいいか悪いかをちゃ

んと証明してくれということで、世界中でいろいろ臨床試験をやっていましたが、ことごとく失敗していたんですね。

論文は18歳以上でテント上出血、合併症がなく、出血量31mL以上の人を対象にしています。発症してから12時間は血腫が固まっていないから何もしません。16時間後に、ステレオ（両側）で手術して血腫腔にカテーテルを入れます。12時間以後、rt-PA 1mgで8時間ごとに9回洗浄するというプロトコールです。

全体的には手術効果は示せませんでしたが、血腫量を減らしたケースでは非常に予後が向上したという結果が、やっと出たんです。

◯ 被殻出血の術後の正常経過

この症例では開頭して血腫を除去しました。ニカルジピン原液で点滴すると、末梢の血管がこりこりになって、静脈炎を起こすのは知っていますよね。だから、ニカルジピンを点滴する末梢血管は原則、麻痺がないほうに刺します。麻痺側にすると麻痺が悪くなって動かさないのか、痛くて動かさないのかわからないし、熱も出てくるんです。できれば中心静脈ラインから入れるのもいいし、点滴するなら少なくとも倍に希釈するほうがいいですね。これをニカルジピンハーフと言います。

ニカルジピンハーフで血圧を140mmHg以下にコントロールします。共同偏視は術後2日目に消失しました。顔面神経、左片麻痺はほぼ不変ですが、意識レベルは術後3日目にほぼ清明になりました（**図7**）。この患者さんは意識がすぐ清明になったので、さっそくリハビリを開始しました。

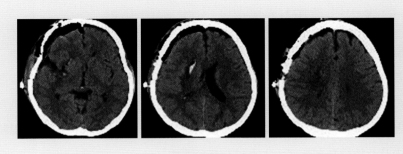

図7　治療後の CT 画像

○ 被殻出血の術後の観察ポイント

　被殻出血の術後、どんなときにドクターコールをする必要があるでしょうか。まず血圧が高い場合です。被殻出血の術後、脳内出血の術後の血圧は 140mmHg 以下と決まっていますから、140mmHg 以上で放置している先生は駄目です。治療薬を変更したり、疼痛を取ったり、いろいろできることがあります。

　意識レベルが低下したり瞳孔不同が出現したりした場合は、再出血の可能性があるのでドクターコールが必要です。慢性硬膜下血腫と違って、術後から強く麻痺が出ているのが通常です。被殻出血や基底核の病気の麻痺は通常は顔面や上肢に強く出て、足は軽いんです。皆さん、自分の施設に戻ったら被殻出血の患者さんを見てください。顔面や上肢のほうが麻痺が強いと思います。顔に出ない人もいますが、手の麻痺のほうが足より強いんです。基底核の病気はそうなるんです。基底核というのは視床とか被殻の病気ですね。

○ 術後の脳卒中リハ

脳卒中のリハは術後どれぐらいから始めますか。

これは皆さんよくご存じですよね。病診連携が行われて、たぶん皆さんの施設でも脳卒中リハカンファレンスを行っていると思います。僕らのところは、術後の患者さんは術後1週目からリハを開始し、かつ退院後のリハ施設なども探すようにしています。

→ 急性期リハ

急性期リハは必ず1週間以内から行います。少なくとも、セルフケアや座位訓練などのベッドサイドリハを開始します。昏睡状態である、くも膜下出血でスパズムが起こる危険が高い、血圧の変動が大きい、バイタルが安定していないなど、今後悪化が危惧される患者さんは、残念ながら中止されます。それから高血糖、低栄養、高体温、深部静脈血栓症など、全身状態が悪い患者さんもなかなかリハは開始できませんね。

しかし、基本的には入院してから72時間以内にリハを開始したほうが、72時間以上たってからリハを開始するのに比べて、入院期間も短く、退院時の歩行状態も良好になることがわかっています。症例の患者さんは1週目からリハを開始して、立位訓練を始めた段階で回復リハ病院に転出されました。

→ 脳卒中の患者さんに拘縮現象が起こる理由

退院後のこの患者さんは筋弛緩薬を飲んでいます。外来診療時には、ちゃんと杖歩行ができるようになっていました。でも、手が握り込んでいます（**図8**）。脳卒中の人というのは、手が握り込んで、足が伸びていて、いわゆる"ぶん回し歩行"になってきます。なぜか知っていますか？ 上位運動神経が途中で切れているからです。

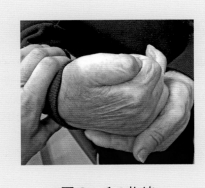

図8　手の拘縮

　末梢神経が切れたらふにゃふにゃになってしまいます。上位運動神経の脳や脊髄というのは、勝手に筋肉が収縮しようとするのを止めているんですね。皆さん脳が動かしていると思っているけれど、むしろ勝手に動くのを制御しているんです。だからそれが切れてしまうと、どんどん筋肉が収縮し、内側に曲がり込んで手がねじ込んでいきます。足は伸ばす筋肉が強いので、どんどん伸びていきます。手が握り込んで、ひじが内側に入ってきて、足が伸びてしまうので、服が着にくくなったりするんです。

　現在はボトックス治療が保険適用になっていますから、ボトックス治療で柔らかくなりますが、基本的にこの拘縮という現象は年々強くなっていきます。訪問看護でかかわるときは、拘縮は年々その後に強くなっていくんだということを知っておいたほうがいいと思います。

症例2 80歳代女性

【現病歴】22時に就寝するところまでいつもどおりであった。翌朝5時ごろに同室で就寝している夫が何か吐いているような音を聞いたが様子を見ていた。午前9時過ぎになっても起きてこないため家族が様子を見に行ったところ、右側臥位で倒れており周囲に黒色の吐物が散乱していた。意識が悪いため救急車を要請し当院救急を受診。

【既往歴】高血圧（−）、糖尿病（−）、脂質代謝異常（＋）、心疾患（＋）

【内服】なし

【生活歴】なし

【家族歴】脳卒中なし

◆入院時現症

意識レベル JCS-100

共同偏視あり、瞳孔 3.0mm/3.0mm、対光反射＋/＋

右片麻痺：上肢 0/5、下肢 1/5

頭部 CT：左被殻出血 6.0cm×6.0cm×4.5cm、脳圧迫所見あり

　じゃあ、症例2にいきますね。これは眼球運動の話と、共同偏視の話と、被殻出血でわりと良く治ってリハも早期に開始してもやはり拘縮は後に残るという話です。

　手術の目的は、リハを早く開始して、できれば早く回リハ病院に移してあげるということです。決して手術によって麻痺が劇的に治ったりするわけではありません。

　患者さんは80歳代女性。22時に就寝するまで、いつもどおりであったと確認しています。同室で寝ている夫が、朝5時ぐらいに隣で奥さんが吐いているような音を聞いていたんですが、眠たかったので様子を見ていました。9時ぐらいになっても起きてこないので、家族が見にいった

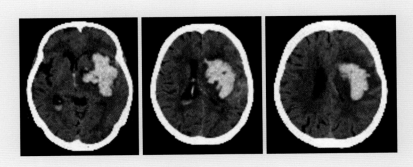

図9　来院時の CT 画像

ら、右側臥位で倒れて周囲に吐物が散乱していました。意識が悪いため
とりあえず救急車を呼びました。なるべく早く連れてきてもらうほうが
いいのですが、なかなか夜は来てくれないですね。

　来院したときの意識レベルは JCS-100 です。瞳孔不同はありません。
右麻痺は上肢 0、下肢 1 です。CT をとると被殻出血で 6cm の大きさで
した（**図9**）。左側ですね。出血量は 6.0cm × 6.0cm × 4.5cm ÷ 2 で
81mL でした。

○ 左被殻出血の術後経過

　この患者さんは入院して開頭血腫除去術をしました。術後、血腫はほ
ぼ消滅しました（**図10**）が麻痺が良くなっていません。全失語ですか
ら、運動性失語も感覚性失語もあります。指示が入りません。

　この後、どんな経過を予想できるでしょうか。

　図11 は術後 18 日目です。まだ基底核のほうが黒くなっていて、脳
浮腫があり意識レベルは JCS-20 です。

73

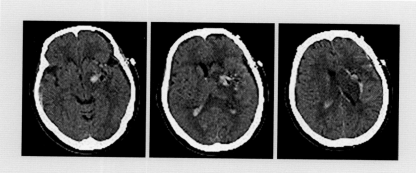

図 10　手術翌日の CT 画像

　ずっとベッドで寝ていて臥床期間が長いです。指示が入らないので、リハが進みません。意識障害があって、嚥下障害があって、慢性肺炎が起こって IVH（中心静脈栄養）を入れました。気管切開したら喀痰でMRSA が出てきました。バンコマイシンとメロペネムを投与して対応しますが肝障害が出現しました。それで経鼻栄養となり、誤嚥性肺炎を繰り返して胃瘻を造設します。

　何とか転院先を決めました。D- ダイマーも上がっています。よく見たら、深部静脈血栓症を発症していました。ワーファリンを投与したりして 3 週間後にエコーでは血栓が消えました。長期入院してようやく転院施設を確保して、転院したら 3 日で肺炎で亡くなられました。

　こういうケースがとても多い。たくさんの医療資源を投入しても、結局意識が覚めない場合は厳しいです。本来せき込んでばい菌を自分の体から排出するはずが、意識が覚めない人は、体内のいろんなところにばい菌が繁殖しています。体の中は 37℃ ぐらいあるため、ばい菌の格好の倍地になります。

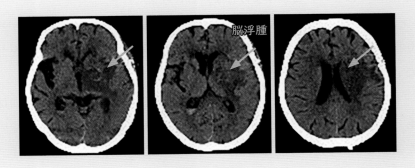

図11　術後18日目のCT画像

　意識が悪い患者さんは、ばい菌がチューブやいろいろなところを介して体内に入ってきても出せないですよ。手術をしても、意識を回復させられなければ、最終的にはばい菌が入ってきて、体が弱ってそういう転帰を迎えてしまいます。

→ 手術の目的はあくまでも救命、次に早期リハ

　知ってほしいのは、脳内出血の手術の目的は救命とリハです。救命といっても、生きるならいいというわけではなくて、早急にリハが開始できるような形で救命するのが大事です。

　ただ、いろんな家族がいます。例えば、寝たきりのおじいさんが年金で家族を支えているから、できるだけ命を長らえさせてほしいという場合もあったりします。そういうことはメディカルソーシャルワーカーが対応するので、ナースがかかわることはないですが、手術や治療には金銭的な問題が絡んでくることもあります。

　僕らが手術をする必要はないのではないかと思っていても、いろんな事情があり、家族の思いも聞いてあげないといけません。高齢者でも、

「救命してほしい」というならしないといけません。

　一般的には、高齢者で JCS-200 以上、左病変の場合は感覚性失語が残り指示が入らないのでリハできません。長期臥床になるので、手術をしないほうがいいんじゃないかと思います。

　すなわち、小さい出血は手術しないで保存的治療です。右側の出血はある程度、大きくても指示が入りますから手術して救命します。重症の左側病変というは、手術しないというのが一般的には良いと思います。

◎ 被殻出血の看護のポイント

　被殻出血は、病側を見る共同偏視があります。血圧は 140mmHg 未満で管理して、頭位 30° 以上でギャッチアップしましょう。意識レベルが中等度に悪いか、血腫量 31mL 以上で手術の適応になります。

　術後に意識レベルが低下し、瞳孔不同や再出血を疑ったり、てんかんを疑ったりする場合はドクターコールをします。

　バイタル・神経学的所見も安定していれば、できるだけ早くリハを開始して、できるだけ早く回リハ病院に移して、そこで中長期的なリハをさせましょう。

視床出血の手術・正常経過・観察ポイント

◎ 脳内出血の共同偏視から病名を診断すると？

　次の症例は 60 歳代男性で、また別の出血です。共同偏視があります（**図12**）。これを見ただけで脳内出血が疑わしいです。午前 8 時までは

症例3　60 歳代男性

【現病歴】　当日 8 時までは元気であったが、妻が 20 時に帰宅すると、こたつで嘔吐して横になっていた。いびき様の呼吸が著明であり、呼びかけても返事がないため、救急要請。血圧は毎日測ってはいなかったが、高血圧の薬は毎日服用していた。こたつの上に酒缶が転がっていた。

【既往歴】高血圧、胆摘、アムロジピン、糖尿病・脂質異常症はなし

【アレルギー】　なし

【生活歴】タバコ 20 本／日× 40 年、アルコール焼酎 3〜5 杯

◆入院時現症

210/113mmHg、脈拍 70、SpO₂ 100、KT 35.5

JCS-200、瞳孔 1.0mm、共同偏視あり

疼痛で左上下肢わずかに屈曲、おそらく右片麻痺

元気でしたが、妻が 20 時に帰るとこたつで嘔吐して横になっていました。いびき様の呼吸が著明で、呼びかけても返事がないので救急車で来院しました。血圧は毎日測ってはいませんでしたが、血圧の薬は毎日服用していました。こたつの上には酒缶があったそうです。

　糖尿病、脂質異常症はありません。タバコをたくさん吸っているのと、お酒もけっこう飲んでいます。

　来院時は JCS-200 でした。**図 12** のような共同偏視があり、血圧が 210/113mmHg と非常に高いですね。疼痛刺激で左の上下肢がわずか屈曲するので、おそらく右の麻痺があるのではないかと判断しました。

　ここで脳内出血の共同偏視をおさらいしましょう（**図 13**）。

　病側を見る共同偏視は被殻出血ですね。右側を向いているので右の被殻出血です。鼻先を見るのは視床出血です。上下にずれているのが脳幹

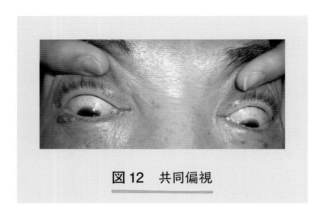

図12　共同偏視

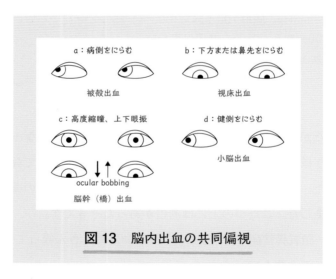

図13　脳内出血の共同偏視

出血で、原則、にらむがほとんど動かないのは小脳出血です。救急で働いている人は、脳内出血は目がどこに向いているかを見たほうがいいです。

　この患者さんは右の視床出血になります（**図14**）。脳室に穿破してい

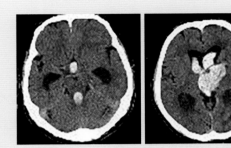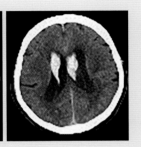

図 14　来院時の CT 画像

るため水頭症を起こしています。内包の内側が出血しているので視床出血です。

○ 視床出血の看護のポイント

　視床出血で直接手術するケースはなかなかないんですよね。基本的には、水頭症がある場合、脳室ドレナージ術をします。血圧は 140mmHg 以下で管理します。この患者さんは、術後気管切開して、意識は追視が見られる程度です。なかなか意識が回復せずに、mRS（modified Ranking Scale）5 の遷延性意識障害となりました。

　視床出血は、けっこう元気な人もいます。ところが、中脳で脳幹の下側に出血している人は意識レベルがなかなか戻ってこないそうです。視床出血ではすごく状態が良い人と、まったく意識が戻らない人と 2 種類いるので、意識の回復が難しいのは、中脳が障害されているのではないかなと思います。

　視床出血は感覚障害がメインです。左の病変で失語を生じることがあ

りますが、小さなものでは予後が良く、歩けるようになります。

◯ 解剖生理をおさらいしよう

　そもそも、被殻と視床とは何をしているところでしょうか。

　視床というのは、内包の内側で、感覚の最高中枢です。感覚は触覚や温痛覚といった表在知覚と深部知覚があります。深部知覚は足先が上に向いているか下に向いているかというのを自覚したりする、そういう感覚です。

　感覚の障害でも、しびれるとかぴりぴりするという表在知覚の障害はあまり問題ないんですけども、自分の足首や関節がどういうふうに曲がっているかを目で見ないとわからないという深部知覚の障害は歩行できるようにはならないです。

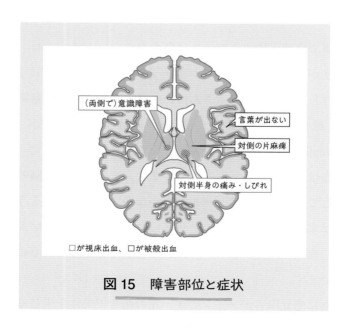

図15　障害部位と症状

被殻出血では、内包を直撃してなかったら麻痺はけっこう治ります。でも、視床出血は内包の内側に起こるので内包が障害されることはありません。被殻出血が内側を圧迫して内包が障害されて麻痺が出るんです。どちらの出血も左側病変で、出血部位が大きければ失語が出ます。視床は感覚、被殻は運動に障害が出ると覚えてください（図15）。

小脳出血の手術・正常経過・観察ポイント

症例4　60歳代男性

【現病歴】妻を車で駅に送っている途中で、急に右眼痛、頭痛、吐き気、めまいを訴え、車内で嘔吐。その後、急速に意識が悪化したため、妻が救急車を呼び、当院救急に搬送された。

【既往歴】高血圧でカンデサルタン服薬中、糖尿病（−）、脂質代謝異常（＋）、心疾患（−）

【アレルギー】なし

【内服】なし

【生活歴】なし

【家族歴】父親が脳梗塞

◆入院時現症

頭痛、めまい、嘔気

意識レベルJCS-100、血圧210/108mmHg、左方を向く共同偏視あり、瞳孔3.0mm/3.0mm、対光反射＋/＋

四肢麻痺麻痺：上下肢とも1/5〜2/5くらい

頭部CT：直径4cm大の出血あり。脳室拡大あり

○ 右小脳出血

　次の症例はめまいが起こる話です。患者さんは妻を車で駅に送っている途中で、急に右眼が痛くなってきて頭痛が起こり、吐き気、めまいを訴えました。その後、急速に意識が悪くなったので、妻が救急車を呼び、当院の救急に搬送されてきました。高血圧と脂質代謝異常の既往があります。入院時は頭痛、めまい、吐き気がみられました。

　めまいの原因は、ほとんどが耳の三半規管にあります。それ以外に中枢からくるめまいの代表がこの小脳出血と橋出血です。脳が原因のめまいってなかなかないんです。

　患者さんは、両手両足があまり動きませんでした。四肢麻痺でした。頭痛、めまい、吐き気といったら何でしょう。くも膜下出血でめまいがすることはありませんから、小脳出血です。画像から4cmぐらいの大きさで出血しているのがわかりました（図16）。

→ 小脳出血で四肢麻痺がでるのはどうして？

　小脳というのはバランスをつかさどっており、熟練運動の中枢です。だから、小脳が麻痺していると、ふらふらしてバランスが取れない、酔っ払いのような歩き方になります。ブラインドタッチや楽器を弾く、あるいは器用な熟練動作ができないんです。ただ、小脳に運動中枢はないので、普通は手足が動かなくなることはありません。でも、この患者さんは四肢麻痺が出ています。なぜでしょう。

　一般的に、小脳の機能はふらつきや失調、震えなどの運動神経を統括しています。運動神経は脳幹の前面、一番前のところにあります。内包に運動神経が通っているんです。それが下りてきて、脳幹までいくと、運動神経は一番前を通ります。脳幹の後ろ側に脳神経の核があります。

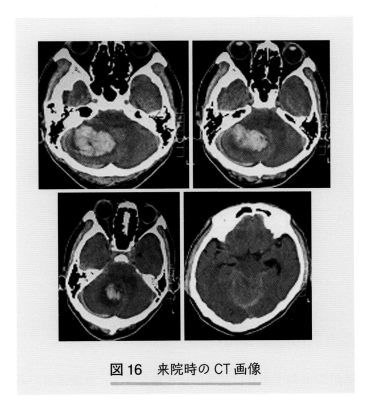

図 16　来院時の CT 画像

顔面神経や聴神経の核は後ろ、前が運動神経です。そのため後ろ側をやられると意識障害が起こり、前側をやられると麻痺が起こるんです。

　ようするに、小脳出血でなぜ麻痺が出ているかというと、小脳出血により脳幹も圧迫されて脳幹症状が出ているんです（**図 17**）。小脳出血もものすごく大きいと脳幹に障害が出ます。意識レベルが悪くなって、麻痺が出ます。こういう出血は原因を調べ、血腫を取り出して圧力を下げ、脳幹への圧迫を取り除かないといけませんね。

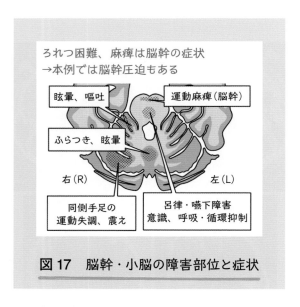

図 17　脳幹・小脳の障害部位と症状

◎ 小脳出血の手術適応

　出血量が 3cm 以上あれば基本的に手術します。意識障害がある場合も小脳出血は摘出します。

　皆さん、小脳ってどこにあるかは知っていますか。頭の後ろ側に外後頭隆起という骨の出っ張りがありますね。この内側が静脈洞交会です。ここが折れて、骨が内側の静脈洞に突き刺さると、まず助かりません。だから、このあたりはめちゃくちゃ分厚くなっているんです。この静脈洞交会の下が小脳です。

　脳幹を減圧しないといけませんから、開頭血腫除去術を実施します。

◎ 小脳出血の術後の正常経過

　小脳出血の術後経過は、被殻出血とどこが違うでしょうか。何に注意

して観察すればいいでしょうか。

　患者さんは術後1週目で開眼して簡単な指示が入るようになりました。2週目に、嚥下障害があるので気管切開されました。指示はしっかり入ります。ベッドサイドリハが開始され、経鼻栄養を開始しています。3週目で、座位訓練ができるようになりました。意識はほとんど清明です。左手の失調とふらつきは残っています。

　1カ月後、気管切開、スピーチカニューレに交換しました。会話ができるようになりました。回リハ病院に転院して、スピーチカニューレを抜去しました。

　この患者さんは入院時 JCS-100 なので、重症になりますね。でも、かなり回復しています。小脳出血は意識障害、呼吸、嚥下障害、四肢麻痺、脳幹の障害などの症状が重篤度を決めます。観察ポイントも嚥下ができるか、眼球運動がどうなっているかなどで、脳幹の症状がなくなってきたら意識レベルが戻ってきます。意識レベルが戻れば、大脳はやられていませんから、知能にまったく影響はありません。

　高度な知的活動もでき、回復したら十分リハが可能です。被殻出血などでは、多かれ少なかれ知性に関する後遺症があるので、その点がだいぶ違いますね。小脳出血は頑張らせる甲斐のある疾患です。リハで治癒したり回復する可能性があります。

○ 小脳出血の看護のポイント

　脳室ドレナージを置いたり気管切開をしたり、救命するために全力を尽くします。なんとか助かって意識が戻れば回復できる見込みはかなりあります。

　脳幹の症状がなかなか治らずに意識が戻ってこないと長期生存は難し

いので、とくに意識障害、呼吸、嚥下の症状がどうなっているかを見て
おくことが大事です。小脳出血と大脳出血とは違うということを覚えて
おきましょう。

脳幹出血は最重症

症例5　80歳代女性

【現病歴】脳梗塞を繰り返し、左片麻痺をきたして自宅療養中であった。
本年元旦より左半身の動きは悪くなっていたが、改善傾向であったため様
子を見ていた。1月7日にケアマネジャーが訪問した際、ベッドから転落
したため当院を受診。
【既往歴】脳梗塞を数回繰り返して寝たきり、心房細動、ペースメーカー
が入っており、ワーファリン内服中
◆入院時現症
血圧 164/104mmHg、JCS-10、オーダー入らない、構音障害
瞳孔 4.0/4.0mm
左片麻痺：右上肢0/5、下肢3/5

　この症例はなかなか重症ですね。脳梗塞を数回繰り返した、寝たきり
の80歳代の女性です。心房細動でペースメーカーが入って、ワーファ
リンを飲んでいます。救急外来で頑張って目を開けてもらって写真を撮
ったところ、ちょっと目が上下にずれています（図18）。これは脳幹出
血です。
　例えば、動眼神経麻痺などでは垂直眼球運動は起こらないですが、脳
幹の障害によって垂直眼球運動に異常をきたします。この人は血圧

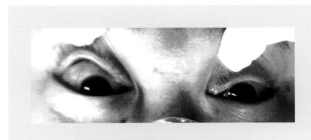

図18　来院時の共同偏視

160/100mmHg で JCS-10、指示が入りません。構音障害もあります。左片麻痺で脳幹出血しています。入院時の現症は PT-INR2.2 ですね。積極的な治療を希望せず、蘇生はしないという方針の下、2日後に呼吸不全で亡くなりました。

　脳幹出血というのは、私が勤務する福井大学病院で昔チェックしたら死亡率は 25％でした。脳幹出血というのは、やっぱり亡くなる人がけっこういるんだなと思いましたね。25％は多過ぎかもしれませんが、10〜20％は亡くなります。ときどき脳幹出血で意識がある人もいますが、通常ほとんど意識はなく、いろんな脳神経麻痺を起こして亡くなります。

◯ 脳幹出血の看護のポイント

　脳幹出血は、基本的には予後不良で死亡率も高いです。先ほど言いましたね。飲み込む、顔を動かす、意識を回復させる、そういう神経はみんな脳幹の後ろ半分に残っています。脳幹は後ろ半分、背中側が大事ですね。後ろが圧迫されたり、後ろ半分に出血したりすると、非常に厳しいですね（図19）。構音障害が強く、意識も回復しません。

87

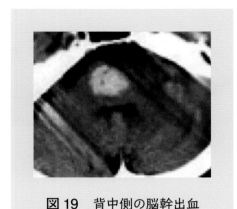

図 19　背中側の脳幹出血

　水頭症合併例では、脳室ドレナージを実施して、意識が良くなってくれればいろんなコミュニケーションが取れることもありますが、この1次性脳内出血の脳幹出血というのは、なかなか予後が良くありません。

　唯一、海綿状血管腫という血管腫で出血する場合は、周りの脳を壊しませんので回復も期待できますが、脳の中に出血する脳内出血の場合はなかなか難しいと思いますね。

● 若年者の脳内出血は何に気をつける？

○ 若年者の脳内出血は高齢者と何が違うのか？

　それでは、若い男性の症例にいきたいと思います。患者さんは30歳代の男性です（図20）。若いので、特別何の既往歴もアレルギーも報告されていません。若年者の脳内出血は、高齢者と何が違うのかを覚えて

症例6　30 歳代男性

【現病歴】6 時に会社の人が電話した際、寝起きのような声で話をしていた。会社に出てこないため、同僚が何度か電話したが応答がなかった。8 時に自宅まで見に行ったところ、車の中で意識を失って倒れていた。

【既往歴】なし

【アレルギー】なし

【内服】なし

【家族歴】とくになし

◆ 入院時現症

意識 JCS-10、血圧 204/158mmHg、脈拍 76、SpO$_2$ 99%

共同偏視なし、瞳孔 3.0mm/3.0mm、対光反射＋／＋

右上下肢麻痺、右バビンスキー反射陽性、指示が入らない（失語）

頭部 CT：左被殻出血　5cmx3.5cmx5cm（44 mL）

おかないといけません。

　1 次性脳内出血は、高血圧が長く続いて頭の血管がもろくなり、60～70 歳でぷちっと血管が切れることが多いわけです。若いとそこまで血管がぼろぼろにはならないので、若年者が出血していた場合は別の理由を考えないといけません。

　患者さんは JCS-10 で、血圧が高い。右の麻痺があって被殻出血です。出血量は 44mL だったので、左側の病変ですが、年齢も若いので手術をしたんですね。

→ 高齢者は 1 次性脳内出血、若年者は 2 次性脳内出血を考える

　高齢者と若年者の違いは、高齢者は高血圧、脳内出血、脳アミロイド血管症が多いですが、若年者の場合は何か別の病気を持っている人がほとんどです。だから、この患者さんも他に病気があるのではないかと考

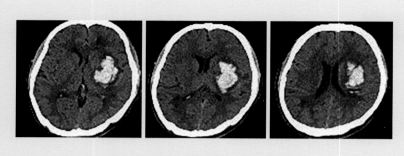

図 20　入院時の CT 画像

えるわけです。

→ 謎①：血管が異常に老化している

　それで MRI も撮って、いろいろな検査をしましたが病気は何もなかったんですね。何もないのに、なんで 30 歳代でこんな出血しているんだろうと思って、開頭血腫除去術を行ったらすごいことが判明しました。

　脳の血管が 60 歳ぐらいだったんです。30 歳代だったら血管はピンク色が正常です。しかし、患者さんの血管は黄色になっている。黄色くなるのはコレステロールがたまっているからです。血管がものすごく老化しているんですね。30 歳代なのに 65 歳ぐらいの血管になっていたんです（**図 21**）。

→ 謎②：術中血圧が下がらない

　さらに、術中に麻酔しても血圧が 200mmHg からなかなか下がらないんです。ニカルジピンとかもばんばん投与しましたが下がらない。とりあえず手術は無事に終わりましたが、長生きできないのではないかという脳の血管をしているわけですね、30 歳代で。術後ちょうど 1 週間でリハが始まって、若いのですごく回復が早くて元気になりました。

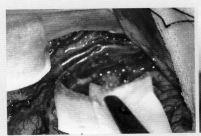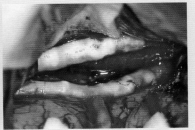

図21　通常の血管（左）と患者の血管（右）

→ 原因疾患は、原発性アルドステロン症

　後で調べると、実はこの患者さんはカリウムが低くて、原発性アルド
ステロン症という副腎に腫瘍がある若年性高血圧でした。若い人で、異
常に高血圧の場合、この原発性アルドステロン症という疾患が非常に多
いです。低カリウムではない人もいます。

　原発性アルドステロン症なら、副腎の小さな腫瘍を取れば血圧が下が
ります（図22）。症例では、腫瘍を切除して血圧をコントロールし、血
圧を抑えるとちょっと長生きできるかなと思います。通常は60歳ぐら
いごろになるような病気が疾患のせいで一気に進んで、出血したんです
ね。若年性高血圧で低カリウムの場合は、原発性アルドステロン症とい
う病気の可能性があることを覚えておきましょう。

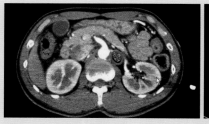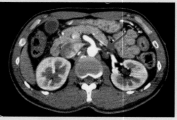

図22　副腎アルドステロン産生腫瘍の
術前（左）・術後（右）画像

症例7　20歳代男性　消防隊員

【現病歴】仕事でトレーニング中に突然の頭痛、意識障害、左半身麻痺を
きたし、社会保険病院を受診。CTで脳内出血を認め、大学病院へ搬送。
【既往歴】特記すべきことなし
【アレルギー】なし
【内服】なし
【家族歴】とくになし
◆入院時現症
意識レベルJCS-200、血圧132/90mmHg、共同偏視なし、
瞳孔3.0mm/3.0mm、対光反射＋／＋
左上肢完全麻痺：下肢1/5

⊘ AVMを合併した脳内出血の治療

　次の症例は20歳代、消防隊員です。うちの病院に患者さんを運んでき

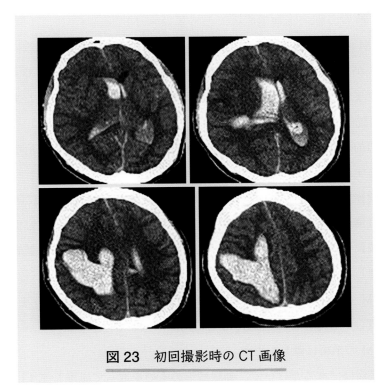

図 23　初回撮影時の CT 画像

てくれている人ですね。仕事中、仲間と一緒にバーベルを上げてトレーニングをしてたんです。そしたら急に意識障害で左半身麻痺をきたして、へたりこんだんです。社会保険病院でCT（**図23**）を撮ったところ脳内出血を認めて大学病院に連れてこられました。

　患者さんは筋肉モリモリで屈強な、今まで病気にもなったことがない人でJCS-200です。意識状態は悪く、左側の麻痺が出て、上肢のほうが麻痺が強いです。瞳孔に異常は出ていません。脳内出血があります。脳の上のほうで出血して脳室穿破したんですね。皮質下出血です。

AVM（脳動静脈奇形）、脳動脈瘤、もやもや病、脳腫瘍、いろいろありますが、若年男子の脳内出血の原因の第1位といえば AVM です。これは生まれつき持っている血管の奇形で、ある程度たつと破裂します。

専門的になりますが、AVM の破裂と、脳動脈瘤の破裂では治療法が違います。

脳動脈瘤の破裂によるくも膜下出血の場合は、24時間以内に再破裂する可能性があります。再破裂すると 50〜80％が亡くなってしまうので、破裂したらできるだけ早く、くも膜下出血だけではなく動脈瘤自体を処理しないといけません。

AVM では、1カ月以内に2回目の破裂が起こる可能性はありますが、再破裂しても死亡率は 10％ぐらいでだいぶ低いです。

AVM の手術は難しいです。

動脈瘤はできるだけ早く、動脈瘤そのものを取って処理します。脳動静脈奇形は血腫だけ除去して、後から動脈を治療することが多いですね。

◯ 血腫除去でまさかの事態に！

この患者さんは他の先生に血腫除去だけをお願いしたら、手術場から電話がかかってきまして「出血が止まりません。もう駄目です。このまま閉じます」と言われました。20歳代の若さでしたので、手術を交代してもらって、見せてもらったら、脳を切開して血腫を取った中から血がどんどん出ていました。血液の塊を摘出すると、どうもその一番奥に動脈があって、そことつながっていたようです。その動脈を凝固止血すると、出血はだいぶ収まりました。あとはひたすら凝固止血して出血が止

まっているのを確認してから、脳室ドレナージを入れて完了しました。

◯ 術後の経過

術直後は ICU で厳重な血圧管理と脳室ドレナージによる頭蓋内圧管理を行いました。その後、回リハ病院に転院されました。患者さんは意識が回復して、コミュニケーションを取ったり携帯電話を操作したりすることなどが可能になりました。

◯ 若年者の脳内出血の看護のポイント

→ 脳内出血や高血圧を引き起こす基礎疾患を確認

若年者の脳内出血は基礎疾患、あるいは高血圧を起こす基礎疾患を持っていることがほとんどです。だから救命した後に、それらの基礎疾患も治療しないといけません。

→ 治療の長期化を事前に説明し、精神的なサポートを

脳内出血を治したら、別の病気が裏に隠れているという可能性をすぐに考えておく必要がありますので、治療期間が長くなります。それを、あらかじめ説明しなければいけません。

→ 完全麻痺でも機能回復するので、あきらめないことが大事

若年者では完全麻痺でも足で立てる場合があります。現在、脳卒中リハは発症から 180 日で打ち切られますが、若い人は 180 日以降もちょっとずつ良くなっていきます。だから、自分のお金でもその後リハを 100 日継続するとすこしずつ能力が増していきます。Never give up の精神が大事です。

高齢者の皮質下出血

症例8   60歳代女性

【現病歴】X年9月に左前頭葉皮質下出血発症し、保存加療（他病院）。X年10月突然の頭痛、右片麻痺、失語が出現し、当院へ救急受診。
【既往歴】脳内出血の既往
◆入院時現症
JCS-3、オーダー入らない
右片麻痺：右上肢MMT0、下肢MMT3

○ いったい何回出血するのか？　血腫残酷物語

　さて、最後はくり返す出血の症例です。60歳代女性で、何回も出血の病気を発症しています。X年9月、左の前頭葉皮質下出血を発症して保存的治療（図24）。翌月、突然の頭痛、右麻痺の失語が出現してきました（図25）。今回は運動野に出血しました。

　入院時、失語があります。オーダーが入らない。右の麻痺で上肢の麻痺症状が強いです。皮質下出血では診断確定が必要になります。そのため、血管撮影やMRIでも確認して特別異常ははないだろうと判断されました。

　その後、出血の除去と病理診断のために手術しています。脳表のところを小さく切開して、血腫を発見して吸引で除去します。

　しかし、開頭してみると、脳の開頭野がキノコのように盛り上がって

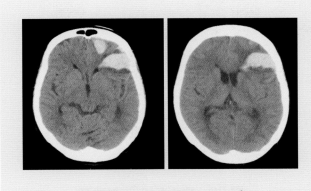

図24　9月の出血時CT画像

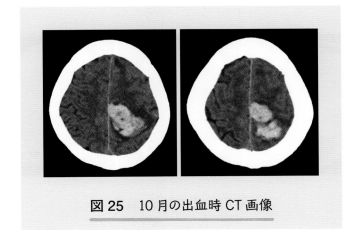

図25　10月の出血時CT画像

腫れてきました（**図26**）。圧が高くなっているんですね。これをぎゅっと押し込んだら、別のところからはみ出るから駄目ですよ。中で出血してるんだろうということで、大きく開頭して出血部位を確認したんです。

　そうしたら、中は出血してなかったんです。血は止まっているんです。じゃあ、なんで脳が腫れているんだろうと不思議に思って、うちは術中

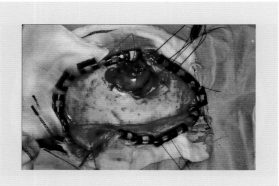

図 26　腫れあがった開頭野

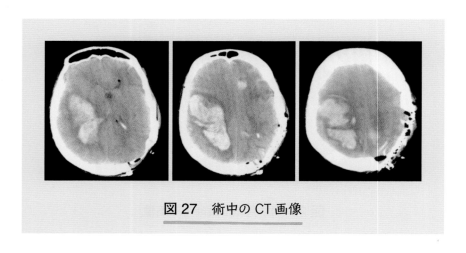

図 27　術中の CT 画像

CT というのがあるので、手術室でそのまま CT を撮ったところ、手術
したのと反対側にむちゃくちゃ出血してるんです。手術中に別のところ
にまた大きな出血をしていて、頭蓋内圧が上がってたんですね（**図
27**）。そのため、反対側も開頭して止血しました。

→ 出血を繰り返す原因が判明

　両側にこんなに大きな出血を起こすと駄目です。この患者さんは術後四肢麻痺で遷延性意識障害になっています。ところが、術後1カ月でまた出血したんです。4回目ですね。次にまた3カ月後に出血しました。このように、出血がどんどん起こってくる。これは脳アミロイド血管症という病気です。

→ 脳アミロイド血管症とは

　高血圧性脳内出血というのは、高血圧が続くと基底核のところの血管がもろくなってきて、そこが7割出血します。ところが脳アミロイド血管症というのは、脳表や皮質下の血管の内側にアミロイドβがたまってくることで血管がもろくなり、何回も切れてあちこちの皮質下で出血するんです。

　2018年、脳アミロイド血管症を抑えるような薬の候補は見つかりましたが、まだ治療薬はありません。

○ 高齢者の皮質下出血の看護のポイント

→ 脳アミロイド血管症の可能性を考える

　高齢者の皮質下出血で高血圧の症状がない場合は、脳アミロイド血管症の可能性があります。認知症があると脳アミロイド血管症の可能性がありますので、MRIで脳の中でほかに出血している部分はないかを確認しないといけません。

→ 皮質下出血には脳アミロイド血管症が深く関与している

　脳アミロイド血管症は繰り返し皮質下出血が起こり、そのたびに機能障害が生じます。今のところ予防策はなく、世界中で研究がされています。

僕らは、皮質下出血はほとんど全部脳アミロイド血管症じゃないかと思っています。高血圧性脳内出血は基底核が7割で、小脳、脳幹、皮質下が1割ずつと言いましたが、最後の1割というのが脳アミロイド血管症かもしれません。

　皮質下出血というのは脳アミロイド血管症が関与しています。けっして侮ってはいけないということですね。

引用・参考文献
1) 間瀬光人. 検査・診断法：脳神経外科学大系. 山浦晶編. 東京, 中山書店, 2006, 18.
2) 日本脳卒中学会脳卒中ガイドライン委員会編. "脳出血". 脳卒中治療ガイドライン2021. 東京, 協和企画, 2021, 121.
3) Hanley, DF. et al. Efficacy and safety of minimally invasive surgery with thrombolysis in randomised, controlled, open-label, blinded endpoint phase 3 trial. Lancet. 393 (107175), 2019, 1021-32.

くも膜下出血

脳槽（くも膜下腔）と脳室

脳は脳脊髄液で満たされている

　まず、脳を豆腐にたとえると、表面は硬いので焼き豆腐のような感じになっています。永平寺（福井県にある曹洞宗の大本山）の豆腐のようですね。

　豆腐をそのまま手に持っていると崩れますが、水の入った容器に入れておくと、揺らしても中の豆腐が崩れにくいというのは知られています。

　脳は硬膜でくるまれています。この硬膜の中は脳脊髄液という、ほとんど水に近くてすこしだけ電解質の入った液で満たされています。その中に脳が入っているんですね。

　脳脊髄液は1日に約500mL産生されます。そして脳室からくも膜下腔まで、脳室と脳槽すべてを満たしています。体積は140mLぐらいで、だいたい1日3回ぐらい入れ替わっているといわれています。

脳脊髄液は流れ、巡っている

　皆さんはおそらく看護学校で、「脳脊髄液は側脳室の脈絡叢で作られ、モンロー孔を通して、第三脳室、中脳水道を通って第四脳室に入っていく。第四脳室からマジャンディ孔、ルシュカ孔という横の穴を通って、脳槽に入る。脳槽を出て、穴のてっぺんまでいって、上矢状静脈洞の下のくも膜顆粒で吸収されて、静脈洞まで戻っていって、最終的に吸収される（図1）」というようなことを教わったと思いますが、じつはこれ

が違っていることがわかったんです。

　脳室の中の脳脊髄液は、脳の実質とやり取りするんです。脳底部の脳
脊髄液というのは、リンパ節のほうとつながっているんですね。今まで、
閉じた状態で流れていると言われてきたこの脳脊髄液の流れが間違って
いることが、最近判明したんです。

　脳室の水は第四脳室から第三脳室に向かってジェット流が流れている
ことも知られています。昔は研究する手段がなかったんですけれど、今
はMRIを使って、髄液の流れを動画で見るんですね。そしたらそうい
う流れが起こっているのがわかってきたんです。

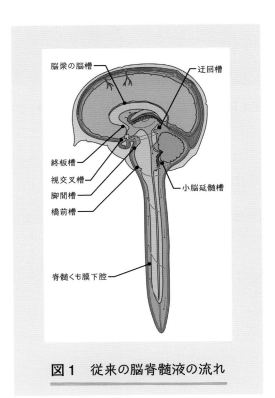

図1　従来の脳脊髄液の流れ

　しかし、脳室の中に脳脊髄液のスペースが150mLあって、1日500mL産生されていて、3回ぐらい入れ替わっているというのは覚えておいてください。閉塞といって、孔のどこかが遮断されると、その手前のところに水がたまっていくということは正しいです。そして脳室とか脳槽の中で大量に出血すると、今までさらさら流れていた脳脊髄液が血栓になりますので、脳室と脳槽の流れがゆっくりになってしまって、水がたまり気味になり水頭症というのが生じてくる、ということがわかります。

くも膜下出血の症状、クリッピング術の正常経過と観察ポイント

　それでは、脳室ドレナージと脳槽ドレナージを合わせて見ていきたいと思います。

症例1　70歳代女性

【現病歴】突然物が二重に見えるようになり、2、3日の経過で左目が開かなくなった。近くの医院で顔面神経麻痺と診断されステロイドを処方された。
【既往歴】高血圧、変形性頚椎症
【家族歴】なし
【生活歴】タバコ10本/日x50年

◯ 瞼が下がり、物が二重に見える動眼神経麻痺

　症例は70歳代の女性です。突然物が二重に見えるようになり、2、3日後には左目が開きにくくなりました。顔面神経麻痺といわれて、ステロイドを出されたんですね。高血圧、変形性頚椎症があって、タバコもけっこう吸っています。来院したら左目が閉じているんですね。ちょっと指で開けてみると、目が外側に向いていて、瞳孔が大きくなっていました。

　これは2時間目で高血圧性脳内出血だと勉強しましたね。目が外を向いているのは脳幹の神経麻痺です。まぶたが下がっているのは動眼神経麻痺です。瞳孔の縮瞳に関係するのが動眼神経です。この患者さんは左の動眼神経麻痺という症状です。

➡ 顔面神経麻痺と動眼神経麻痺の違い

　顔面神経麻痺では目が閉じられなくなります。目が開かなくなるのが動眼神経麻痺です。症例は左の動眼神経麻痺で、左目の奥に動脈瘤があります。しかも急に大きくなったのです。動脈瘤が動眼神経を圧迫すると、今みたいな症状になるんです。

➡ IC-PC 動脈瘤の切迫破裂は脳動脈瘤破裂の前触れ

　これはIC-PC（内頚動脈-後交通動脈分岐部動脈）切迫破裂という症状で、脳動脈瘤が破れる際の唯一の前兆です。

➡ 脳動脈瘤破裂は大出血を引き起こす

　この患者さんは手術しようということになり、脳動脈瘤クリッピング術を行いました。ただ、術中に動脈瘤が破裂したんですね。内頚動脈瘤は、いったん破裂すると1分間に300mL出血します。5分間だと1.5Lになります。ものすごい出血量です。脳には血流が多いので、頭の中で

このようなことが起こると、けっこうな確率で亡くなられてしまいます。

脳動脈瘤破裂の場合は太い血管が動脈瘤の根元を走っていることが多いので、けっこう出血すると思います。

幸い、この患者さんへの対応は手際が良かったので、帰宅したころには、目が開くようになりました。

症例2　40歳代女性

【現病歴】当日の昼までは変わった様子はなく、昼に2時間ほどお祭りに参加し、家で過ごしていた。20時にしゃがんだ際、突然ぼわーんとした頭頂部の頭痛を自覚。頭痛と同時に左足にしびれ感が出現したが、筋力低下なし。頭痛出現時に悪寒戦慄も認め、軽快しないため救急車を要請。当院到着時に1回嘔吐。夫は「こんなに頭痛を訴えるのははじめて」とのこと。

【既往歴】副鼻腔炎、脂質代謝異常

【家族歴】母親40歳代でくも膜下出血（SAH）、母方の家系にSAH

【アレルギー】なし

【内服】なし

【生活歴】喫煙なし、機会飲酒

◆入院時現症

意識清明、血圧179/111mmHg、脈拍61、SpO$_2$ 99%、瞳孔3.0mm/3.0mm、対光反射＋/＋

麻痺、感覚障害なし

◯ くも膜下出血の症状

1例目では、くも膜下出血はどれぐらいの勢いで血が出るかを勉強しました。次、2例目にいきましょう。

患者さんは40歳代の女性です。昼2時ぐらいにお祭りに行って、20

時ぐらいにしゃがんだ際、急にぼわーんとして頭頂部の頭痛を自覚しました。頭痛と同時に左足がしびれた感じがして寒気を認めました。なかなか良くならないために救急車を要請。すごく頭が痛くて1回嘔吐しています。夫によると「もともと頭痛持ちなんですけど、こんなに頭が痛いと言っているのははじめて」ということでした。家族歴は、40歳代でお母さんがくも膜下出血を起こしており、母方はくも膜下出血の家系なので、自分もくも膜下出血じゃないかというので来られたんですね。

意識清明で血圧は高めです。麻痺や感覚障害はありません。

◯ くも膜下出血の判別方法

頭部CTです **(図2)**。この画像を見て、3秒でくも膜下出血と診断できなかったら医者失格ですね。脳が専門じゃなくても、これを見て患者さんを家に帰したら、医者はクビです。内科医だからといって見逃しても駄目です。脳膜のすき間にある白いもの、これがくも膜下出血です。しかも星型とかヒトデ型になっていたら、くも膜下出血で決定です。く

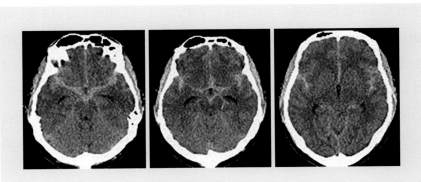

図2　患者の来院時CT画像

も膜下出血では、このペンタゴン、ダビデの星とよばれるところが白くなります。

◯ くも膜下出血の重症度グレーディング

次に JCS、GCS の評価を基に Hunt and Hess 分類（**表1**）と WFNS grade（**表2**）を決めます。これらは両方ともよく使いますから NIHSS スケールと同じように覚えておかなければいけません。

Hunt and Hess 分類は I が無症状で、III になると意識障害が出てきます。JCS が 2 や 3 であれば、III です。

WFNS grade は GCS と関係しています。GCS が 14、13 点であれば、II か III です。IV になるのは、GCS 7〜12、V になると GCS は 3〜6 点です。I だと 90% ぐらいの人が社会復帰できます。III になると 70% ぐらい社会復帰できます。V だと 100% 近くが亡くなります。

今までの世界中の症例が蓄積されて、来院したときの意識状態からくも膜下出血の重症度が予測できるようになっています。

くも膜下出血はある程度出血したら血は止まるんです。止まるまでにどれぐらい出たかが重症度に関係します。たくさん出血していると、出血は頭の先から脊髄まで及びます。反対に、ちょっとしか出血していない患者さんは歩いて来院します。その場合は 90% 以上は社会復帰します。なぜこの Hunt and Hess 分類でグレーディングをしているかというと、この人はもう 90% ぐらいは社会復帰に向けて治さないといけないというのがわかるからです。逆に手の施しようがないというのも、あらかじめ来たときに判定するわけです。

表1 Hunt and Hess 分類

Ⅰ	無性状か、最小限の頭痛および軽度の項部硬直をみる。
Ⅱ	中等度から強度の頭痛、項部硬直をみるが、脳神経麻痺以外の神経学的失調はみられない。
Ⅲ	傾眠・錯乱状態、または軽度の巣症状を示すもの。
Ⅳ	昏迷状態で、中等度から重篤な片麻痺があり、早期除脳硬直および自律神経障害を伴うこともある。
Ⅴ	深昏睡状態で除脳硬直を示し、瀕死の様相を示すもの。

表2 WFNS grade

WFNS grade	GCS	巣症状
Ⅰ	15	なし
Ⅱ	14〜13	なし
Ⅲ	14〜13	あり
Ⅳ	12〜7	あり or なし
Ⅴ	6〜3	あり or なし

◯ 軽症くも膜下出血の処置

　この患者さんは WFNS grade Ⅰ ですから軽症くも膜下出血です。

　くも膜下出血の処置の基本は除痛、制吐、鎮静、降圧ですね。

　まず痛くないようにしないといけません。頭痛はきついですから、頭痛を緩和してあげないと血圧は下がりません。だから、痛み止め、ジアゼパムとペンタゾシンを試します。くも膜下出血と脳内出血には座薬、

浣腸は禁忌です。飲み薬は吐き気をともなうので注射に変更します。それからメトクロプラミドとかドロペリドールを制吐薬として使用して吐き気を止めます。ニカルジピンなどで血圧140mmHg以下に下げます。

➡ 重症者は全身麻酔で管理する

　重症くも膜下出血では再出血が起こりやすいです。2回出血すると50〜70％は亡くなります。だから再出血させないように、意識がある人の場合は全身麻酔で挿管します。

○ くも膜下出血の最大の予後不良因子「再出血」を防ぐことが最重要

　再出血をさせないということは、最も大事なことです。くも膜下出血の最大の敵は再出血。治療前に2回目の出血が起こると終わりです。私が研修医のころの役目は再出血を起こさないように管理することがほとんどでした。研修医はまだ手術できないので、とにかく再破裂しないように管理していました。再出血するともう治療のしがいがなくなってしまいますので、これを防ぐということですね。

　再出血は当日に多い。重症者に多い。この2つを覚えておきましょう。この症例のような軽症の患者さんにはわりと起こりにくいんですね。意識が悪い人も、2回目の出血をすることが多いです。

　ベッドで搬送するときに段差をガタンと揺らしたりすることも禁止です。そうっとやります。そうっと。コイルを入れるか、クリップさえ挟んでおいたら再破裂しませんから、それまでは腫物に触るように対応することが大事ですね。

◯ くも膜下出血の原因は動脈瘤だけとは限らない

　除痛、鎮静、降圧ができたら、次にするのは動脈瘤を探すことです。だいたい80％は動脈瘤が見つかりますが、なかなか見つからない場合もあります。本書ではじめて勉強する人は「そんなわけないだろう」と思われるんですけれど、じつは原因不明が15％ぐらいあるんです（表3）。

　しかし、たいていは動脈瘤が見つかります。Acom、前交通動脈瘤が最も多くて、2番目が内頚動脈-後交通動脈（IC-Pcom）分岐部脳動脈瘤、3番目が中大脳動脈（MCA）瘤、椎骨脳底動脈系は10％ぐらいになっています。

　この患者さんは40歳代で、グレードはⅠです。血管撮影あるいは3DCTなどを撮ると、Acomのところに動脈瘤があるのがわかりました（図3）。

表3　くも膜下出血の原因

脳動脈瘤破裂 80%
　前交通動脈（Acom）瘤 30%
　内頚動脈-後交通動脈（IC-Pcom）分岐部 25%
　中大脳動脈（MCA）瘤 20%
　椎骨脳底動脈系 10%
原因不明（15%）
頭部外傷（外傷性 SAH）
もやもや /AVM
脳腫瘍（神経鞘腫など）
血液疾患

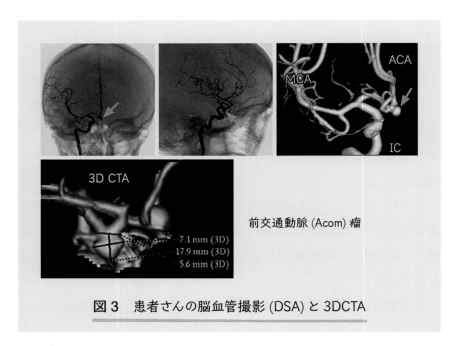

前交通動脈 (Acom) 瘤

図3　患者さんの脳血管撮影 (DSA) と 3DCTA

○ 破裂動脈瘤の治療法

　破裂動脈瘤の治療には、開頭して行うものと血管内治療の2種類があります。

　開頭して行う治療も複数の種類があります**（図4）**。動脈瘤をクリップするクリッピング、のりで固めるコーティングに加えて、風呂敷に包んで破裂を抑えるラッピングというものもあります。一番根治性が高いのはクリッピングです。これをやるとたいてい破れないようになっています。

　大きい動脈瘤になると、動脈瘤だけをクリップできない場合もあるので、トラッピングも行われます。トラッピングすると、先のほうの血液が足りなくなり、脳梗塞になる場合があります。そういう場合はバイパ

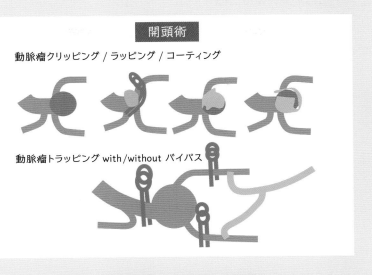

図4 開頭して行う治療法の種類

スを使います。

○ 最も標準的な治療法～開頭クリッピング術～

　この患者さんは開頭してクリッピング術を行いました。開頭クリッピング術が最も標準的な治療です。

　クリッピングの手術中は、頭が動かないように頭蓋骨にヘッドピンというものを打ちます。

　なぜかというと、手術中に麻酔が浅くならないとも限りません。もし動いたときに脳を損傷させてしまったらいけないので、何があっても動かないようにしているんです。ものすごく細かい血管をいじるので、動かれたら切ってしまうこともありますから、体は動いても頭は絶対動

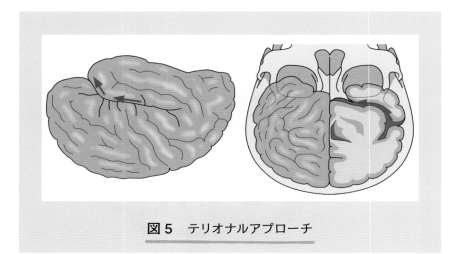

図5　テリオナルアプローチ

かないようにしています。

　テリオナルアプローチで開頭しました。前頭側頭開頭という方法で、脳動脈瘤の手術では最も多いアプローチ方法ですね。脳は前頭葉と側頭葉、頭頂葉、後頭葉から成っています。前頭葉が大きいのが人間の特徴ですね。サルよりも大きいです。

　前頭側には、すごく長くてしっかりしたシルビウス裂というすき間があるんです。シルビウスというのは人の名前です。シルビウス裂を割って、これに沿って奥に進んでいくと、脳の一番奥までいけます（**図5**）。

◯ テリオナルアプローチの開閉頭による合併症

➜ 顔面神経側頭枝麻痺

　図5の赤の矢印の部分を切るときに、顔面神経の側頭枝という目の横の神経を切ってしまったり引っ張ってしまったりして麻痺することがあります。術後にときどき眉毛が上がりにくくなる患者さんがいると思

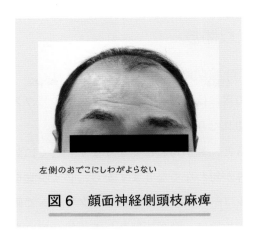

左側のおでこにしわがよらない

図6　顔面神経側頭枝麻痺

うんですが、それは側頭枝が切れたり、牽引で麻痺したりするからです
(図6)。

→ 硬膜外血腫、皮下血腫

　硬膜外血腫や皮下血腫も、テリオナルアプローチの開閉頭によって起
こります。

→ 開口障害

　それから、口を動かすとこめかみが動くのは側頭筋という筋肉を使っ
ているからですが、この筋肉を切ってまた縫い合わせるので、口が開け
にくくなります。患者さんは術後に「口が開けにくい」と必ず言います
が、だんだん開くようになりますので、すこしずつ開ける練習をしても
らったらいいと思います。

→ 髄液皮下貯留、髄液漏

　あとは、髄液が漏れてきて、皮膚の先端にたまることもあります。

⏀ シルビウス裂開放

➡ 浅シルビウス静脈切断時は嗅覚脱失に注意

　シルビウス裂の奥には嗅神経があります。シルビウス裂を開放するときに、これらが切れたり傷んだりします。

　嗅神経が切れると、鼻が匂わなくなります。とくに前交通動脈瘤の術後は、高確率で鼻が匂わなくなりますから、必ず嗅覚を確認してください。嗅覚は、アルコール綿ではなくハンドクリームで確認したほうがいいです。アルコール綿は、刺激で判断して「匂っている」と言う患者さんもいますので、ハンドクリームなどの匂いで判断します。視神経は太くてなかなか切れないので、障害を生じることは少ないですね。

➡ 深シルビウス静脈切断時は前頭葉浮腫や脳内出血に注意

　それから深シルビウス静脈にさわることで前頭葉浮腫ができることがあるので要注意です（図7）。この前頭葉浮腫が原因で高次脳機能障害

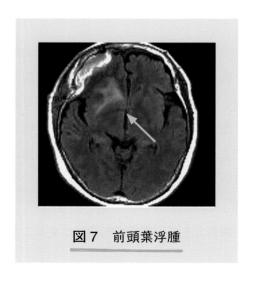

図7　前頭葉浮腫

が出ることがあります。記憶力が悪くなったり、場合によっては中から
出血が起こって、けいれんや麻痺が起こったりすることもあります。

◯ 前交通動脈瘤のクリッピング術

　前交通動脈瘤のクリッピングでは、前大脳動脈とヒューブナー反回動
脈という2本の動脈が問題なんです。ヒューブナー反回動脈が閉塞する
と、上肢麻痺が出ます。

　前大脳動脈は、基本的には足を栄養します。だから前大脳動脈が影響
すると足が麻痺するんですけれども、ヒューブナー反回動脈は上肢を栄
養するので、上肢の麻痺が出ます。

　また、動脈瘤の場所には細い血管（視床下部動脈）があり、視床下部
を栄養しています（図8）。クリップするときに視床下部動脈を傷付け
ると、記憶力障害や人格障害などが起こります。よく前交通動脈瘤の術
後、ときどき記憶力が悪くなったり、手足は動くけれどちょっと不穏に
なるなどの症状は、こういった穿通枝が原因なんです。そのため前大脳
動脈の手術は難しいと言われていますね。

◯ 前交通動脈瘤手術の合併症

　前交通動脈瘤の手術の合併症は下肢片麻痺です。とくに前大脳動脈が
損傷すると下肢の麻痺が起こります。ヒューブナー反回動脈が損傷する
と顔面や上半身が麻痺します。視床下部動脈が閉塞すると人格、記銘力
障害が起こります。あと、嗅神経の麻痺やけいれん、全身の合併症など
が起こることを覚えましょう。

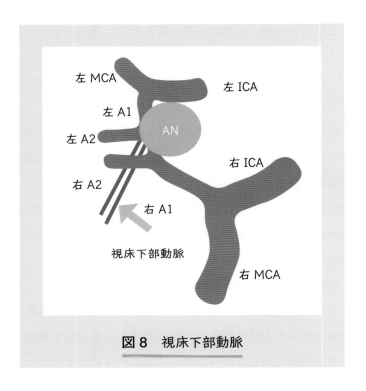

図8　視床下部動脈

○ クリッピング術の正常経過

　この患者さんはグレードが軽かったので、非常に軽症の出血で、手術で脳梗塞も出血も起こさず、元気に退院されました。

○ 軽症くも膜下出血・テリオナルアプローチの看護のポイント

　軽症のくも膜下出血で、テリオナルアプローチは最もよく行われる手術法です。開頭術後は開口障害や創部腫脹が生じ、1 カ月ぐらいで治ります。前頭神経障害は眉毛が上がりません。これも半年ぐらいでほとん

どの人が治るんです。治らない場合は眉毛つり上げ術という形成外科手術をすれば大丈夫です。

皮下ドレーンから出血が大量に出たり、まったく出なかったりする場合は硬膜外血腫の可能性があります。例えば50歳代だと普通は100mLで止まりますが、200mLぐらい出たり、出血が鮮血だったり、傷がものすごく盛り上がっていてまったく出なかったりする場合は中で出血していますから、気を付けてください。

脳梗塞の症状は、手術から戻ってきたときにすでに出ています。一般的には中大脳動脈の損傷では麻痺、感覚、言語、前大脳動脈の損傷では下肢の症状が出ます。

穿通枝障害というのがあり、細い血管が詰まっても、それぞれ特徴的な症状が出る恐れがあります。動脈ごとに気を付けないといけない点が決まっています。とくに、前交通動脈瘤で起こる視床下部動脈の損傷は、人格と記憶障害が生じて、日常生活に多大な問題を生じます。

また、嗅覚障害や静脈うっ血による翌日の出血に気を付けましょう。嗅覚障害はとくに前交通動脈瘤の術後にチェックが必要です。

たくさんの注意事項がありますね。動脈瘤は太い血管に病気が起こります。それを触って手術するため、いろんなことが起こる可能性があるので注意が必要です。

重症くも膜下出血の観察ポイント〜ドレーン管理、スパズム、全身合併症〜

次は重症のくも膜下出血についての話です。重症のくも膜下出血で、かつ頭蓋内圧について勉強します。頭蓋内圧については、1時間目で5

〜10cmH$_2$O ぐらいだと言いましたね。頭蓋内圧はどれぐらい上がったらヤバいのかというのを、勉強していきます。

症例3　50歳代男性

【現病歴】会社役員で、当日17時まで元気であったことを家族は見ているが、18時15分に息子が帰宅すると、倒れていびき様呼吸をしているところを発見された。
【既往歴 / 家族歴】
高血圧：投薬自己中断、幼少時に喘息
【アレルギー】なし
【内服】なし
◆入院時現症
意識レベル JCS-300、GCS5 → H-H grade V、WFNS grade V
血圧 213/111mmHg、脈拍 83
瞳孔 3.0mm/3.0mm、対光反射＋ / ＋
麻痺なし

○投薬自己中断による重症くも膜下出血

　この人は50歳代男性で会社役員。当日17時まで元気であったことを家族が見ていましたが、18時過ぎに息子が帰宅すると、倒れていびきをかいていたのです。高血圧で投薬自己中断しています。高血圧を放置している状態なんですね。

　最近「今すぐ薬をやめなさい」などという本が売れています。ワーファリンや DOAC とかも勝手にやめて脳梗塞で倒れる人がいるんです。

　たしかに余計な薬を出す人もいるんですけど……、この50歳代の男性もこれを理由に薬をやめて、くも膜下出血（**図9**）になって JCS-300、

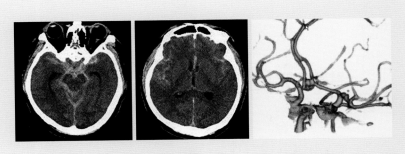

図9 患者の CT(左) と CTA(右) 画像

GCS 5 です。前交通動脈瘤の grade V ですが、若い方の場合はたいてい手術をやります。

◯ 大量出血による脳血流低下が重大なダメージを招く

　重症くも膜下出血は何で重症なのか知っていますか。出血の量が多いからなんです。

　頭蓋内圧というのは、ある程度以上になるとものすごく上がっていくわけです（**図10**）。血圧が 130/70mmHg の場合、平均血圧は 70 +（130 - 70）÷ 3 = 90 です。このとき、例えば頭蓋内圧が 90mmHg であれば、脳の中に血液が入る圧力は 0 になり入っていかないです。これは首を絞められているのと一緒ですから、意識がなくなっちゃいます。脳の血流が非常に低下して意識が悪くなり、本当に脳が全滅しちゃうんです。

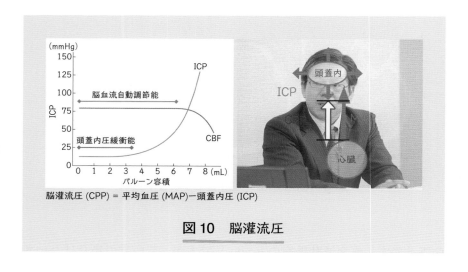

脳灌流圧 (CPP) = 平均血圧 (MAP)−頭蓋内圧 (ICP)

図10　脳灌流圧

○ 重症くも膜下出血のクリッピング術における
　ドレナージ

　この患者さんはクリッピング術をしました。重症の場合、一般的に硬膜下ドレーンが1本、硬膜外ドレーンが2本入っています。

→ 脳室ドレーンは頭蓋内圧を下げることで頭蓋内圧亢進を防止

　脳室の中に入っているドレーンの役目は頭蓋内圧を下げることです。だから血圧をコントロールして頭蓋内圧を下げていって、目標の頭蓋内圧を超えた分を全部排液してしまえば、目標の数値に近づけられるんです。

→ 脳槽ドレーンは脳内に残った血腫を排出して血管攣縮を予防

　脳槽ドレーンの役目が何か知ってますか。脳槽ドレーンは手術で取り除けなかった脳槽の中にあるくも膜下血腫を抜きます。血腫を抜くことで、脳血管攣縮を予防するために入れているんです。

　脳槽ドレーンからは血液がたくさん出てきます。良いことです。脳槽

ドレーンはどんどん血液を出すために入れてるんです。ただ、脳室ドレナージと脳槽ドレナージを圧が違うところで開けると、必ず低いほうからしか出てきません。

　例えば、脳室ドレーン 20cmH₂O、脳槽ドレーン 10cmH₂O に設定すると、脳室ドレーンから水が出てきますが、脳槽ドレーンからはまったく出てきません。こんなふうに、中の圧力はつながっていますので、高さを変えると意味がなくなっちゃうんです。ここにさらに皮下ドレーンを開放するとどうなるでしょうか。皮下ドレーンは陰圧で、脳室・脳槽ドレーンは 10cmH₂O の陽圧です。皮下ドレーンからばかり排液され、下手すると脳に空気が入ります。

　だから皮下ドレーンと脳室、脳槽ドレーンというのは、同時に開けるということはあり得ないんですね。

　皆さん脳室、脳槽ドレーンの圧設定は円盤の高さということは知っていますよね（図11）。患者さんの耳（外耳孔）にレーザーを当てて、そこをゼロ点にして、円盤までの高さを設定圧とします。

　1時間目（p.20）に言ったとおり、脳室ドレナージ、脳槽ドレナージは、基本的にサイフォンチャンバーがついています。腰椎ドレナージも髄液ドレナージですから圧をコントロールしないといけないので、サイフォンが付いているものが多いですが、腰椎ドレナージだけはちょっと特殊です。脳室や脳槽ドレナージは一定のペースで出てくるのに対して、腰椎ドレナージって、せき込んだり座らせたりしたら大量に出るといったように、出るときと出ないときの差が激しくて一定のペースが出にくいという性質があります。

　だから腰椎ドレーンは、「排液量が 200mL になればクランプしてください」といった指示を出しています。

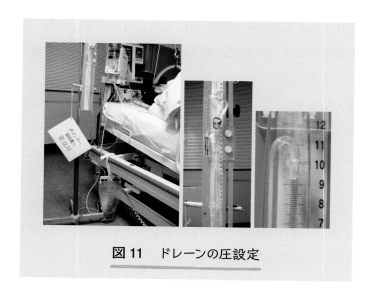

図 11　ドレーンの圧設定

◯ くも膜下出血の 3 大合併症

　くも膜下出血の 3 大合併症で一番大きな合併症は再破裂といいましたね。

　しかし、その再破裂を乗り切っても、次に脳血管攣縮という合併症があります。さらに、正常圧水頭症という合併症も待ち構えています。この 3 つが 3 大合併症です。それでは脳血管攣縮について勉強しましょう。

➡ 脳血管攣縮の予防法

　脳血管攣縮の予防では、ドレーンを使った方法があります。脳槽ドレーンで中の血をどんどん抜くんです。脳槽ドレーンと脳室ドレーン、この髄液ドレナージで大事なのはサイフォンを使う点だということは、絶対皆さん覚えておいたほうがいいと思いますね。

　ドレーンの接続を**図 12** に示しています。患者さんに最も近いところのクランプを開放する場合は、エアフィルターを必ず開けておいて、サ

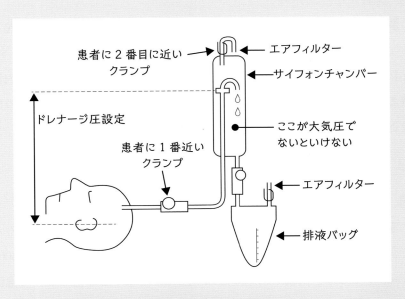

図 12　ドレーンの設定

イフォンチャンバーの中と外の空気をつなげておいてください。ここが閉じていると陰圧になって髄液が大量に出てきます。だから必ず開いていなければならなりません。サイフォンチャンバーの中が大気圧になっていることが大事です。エアフィルターが開いていても、フィルターに入っている綿が湿ったり濡れたりして閉塞していたら駄目です。必ず空気が通っていることを確認しましょう。

　ひっくり返したりすると綿が水で濡れて閉塞することがあります。綿は絶対濡らさないことが大事です。患者さんに一番近いクランプを開けるときは、必ずエアフィルターを開ける。このことを、後輩たちにも教えてくださいね。

脳血管攣縮というのは、3日目ぐらいからだいたい1週間前後で起こってきます。脳槽ドレナージをどんどんして、脳槽を洗浄します。rt-PAとか塩酸ファスジルという薬で点滴することもあるし、血管内治療で点滴薬を動注して治療することもあります。Triple Hというのは最近あまりやりません。

○ 重症くも膜下出血の内科的合併症

→ 急性肺水腫、心不全、低ナトリウム血症、肺炎

重症くも膜下出血の人は、ずっと意識が悪いです。そのためにいろんな合併症を持っています。この患者さんも来院したときにJCS-300、grade Vでした。術後早期から意識が悪く、喀痰すると泡のような泡沫状の痰が引けて、サチュレーションが上がらない。このようなすりガラス状のX線画像です（**図13**）。

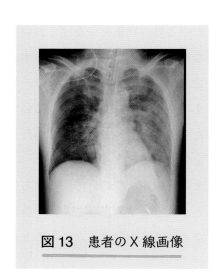

図13　患者のX線画像

これは急性肺水腫です。それから心臓のたこつぼ型心筋症といって、心臓の動きが悪くなります。あと、低ナトリウム血症も多いです。なぜか意識が戻らないなと思ったら、低ナトリウム血症だった場合、これは中枢性塩類喪失症候群（CSWS）です。尿の中から今度は塩も出てきます。このように、重症くも膜下出血は全身の調子がおかしくなるということを知っておいてください。

○ Day 9 に瞳孔散大！！　何が起こった？

この患者さんは脳血管攣縮でどんどん悪くなっていきました。Day 3 になると今度は脳梗塞が起こって、Day 8 になると脳梗塞が広がります。脳室ドレナージを入れています。Day 9 にはあちこちに脳梗塞が出てきています（**図 14**）。スパズム（脳血管攣縮）による多発脳梗塞です。Day 9 では瞳孔が散大しています。

脳梗塞になると脳の体積が腫れます。そうすると、頭蓋内圧が上がって、脳の血流が下がります。そして新しい脳梗塞ができます。それによ

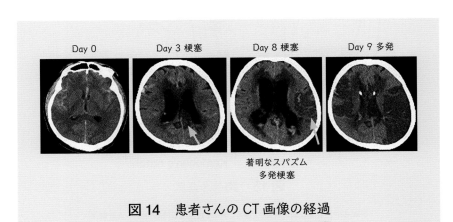

図 14　患者さんの CT 画像の経過

って、また頭蓋内圧が上がります。また脳の血流が下がって、また頭蓋内圧が上がるというような悪循環に陥り、最終的に瞳孔が開いてしまったというケースです。

○ 生死を分ける2種類の脳ヘルニア

脳ヘルニアには2種類あります。助かる脳ヘルニアと助からない脳ヘルニアです。

助かるのは鉤ヘルニアという脳ヘルニアです（**図15**）。これは脳の体積が増えたり、脳の中に腫瘍が出たり、脳の中に出血が起こったり、脳の圧力を上げるものが頭に増えてきたりしたときに、最初に出てくる徴候

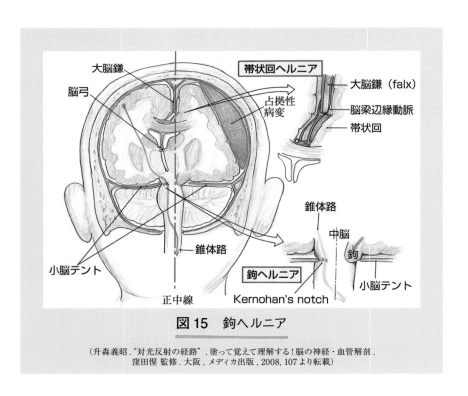

図15　鉤ヘルニア

（升森義昭．"対光反射の経路"．塗って覚えて理解する！脳の神経・血管解剖．
窪田惺 監修．大阪，メディカ出版，2008, 107より転載）

です。側頭葉の内側、鉤という部分がはみ出てくると、瞳孔不同が起こります。瞳孔不同が出ているときは、まだ助かります。出血がどんどん増大したりして頭蓋内の体積が増えていくと、最終的にはぴこっとテントの上の部分がテントの下にはみ出てくるんです。これが鉤ヘルニアです。

さらに体積が増えてきたら、小脳が脳の一番底に開いている大孔からはみ出すんですね。これを小脳扁桃ヘルニアといいます。こうなると、呼吸が止まって助かりません。

皆さんの教科書には、必ずこう書いてあったでしょう。『どんどん脳の圧力が上がっても、瞳孔不同のときはまだ緊急手術したら助かります』。ところが瞳孔が開いてしまったら、もう手術しても駄目です。38℃の熱、中枢性高血圧になってきて尿崩症です。**図16**の代償期までに手

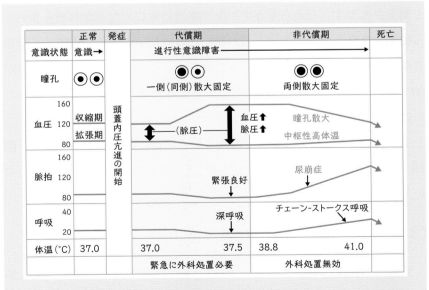

図16　頭蓋内圧亢進時の神経症状・バイタルサインの変化

129

術しないといけないんです。これが非代償期になるともう手遅れなんですね。

● 小脳扁桃ヘルニア移行後の経過

患者さんは Day 9 のはじめ、頭蓋内圧計が 20〜25cmH₂O になりました。アニソコリア、つまり瞳孔不同になりました。ところが Day 9 の夜になって瞳孔が散大して頭蓋内圧が 4 cmH₂O に下がっています。どうして下がったんでしょう。その理由は、どこかがはみ出たんです。脳が嵌頓したから圧が下がったんです。今回は小脳扁桃ヘルニアです。それで尿崩症になりました。尿崩症は、尿量が 1 時間に 250mL 出て、尿比重が 1.005 未満です。

尿崩症で瞳孔散大になっているということは、**図 16** の黄色のラインを超えたんです。だからもうアウトです。いつ亡くなるかわからないから、家族を呼んでくださいと言わないといけないんです。実際にこの患者さんが亡くなるのはこれから 5 日後です。この後、さらに頭蓋内圧が 60 cmH₂O まで上がって、体温も上がって血圧は下がりました。こうした経過は人によってさまざまです。

若い人では、2 週間ほど延びる人もいますが、脳に関していうと、**図 16** の黄色のラインを超えるともう厳しいということを知ってもらわないといけないです。

● 重症くも膜下出血の看護のポイント

重症くも膜下出血のポイントは、まず脳血管攣縮を予防するために脳槽ドレーンで血腫をどんどん出していきます。大量に出ていいです。脳槽ドレーンは、出るだけ出します。圧が 10cm で、出るだけ出したらい

いんですね。

　脳室ドレーンというのは頭蓋内圧を下げるためにありますから、頭蓋内圧は高ければたくさん出てかまいません。脳槽ドレーン、脳室ドレーンを同時に開ける場合は高さを一緒にしないといけません。

　術後7日目前後で麻痺や意識障害があったら、脳血管攣縮を考えましょう。脳だけじゃなく心臓の働きが悪くなって、肺水腫とか低カリウム血症が起こることも覚えておきましょう。重症のくも膜下出血は脳ヘルニアの危険があるので、瞳孔を見ます。尿崩症などが始まったら、もう不可逆的に悪化しています。回復が不可能なところまで進んでいるということを理解しないといけません。

大型脳動脈瘤に対する バイパス併用治療

症例4　60 歳代女性

【現病歴】昨日よりなんとなく頭が重かったが、夜になって頭痛が強くなった。朝方まで我慢していたが、我慢しきれなくなって、朝6時当院救急受診。
【既往歴】高血圧で内服中
【家族歴】母親がくも膜下出血
【アレルギー】なし
【内服】ラルミサルタン
◆入院時現症
意識レベル JCS-1、GCS:E3V5M6、血圧 163/88mmHg　　脈拍 85
瞳孔 3.0mm/3.0mm、対光反射＋ / ＋、麻痺なし

◯ 緊急 CT&DSA：多発性動脈瘤

　最後の症例ですね。60 歳代の女性で、朝方から何となく頭が重たかったが、夜になって頭痛がするようになって一晩様子を見て、朝に病院に来たと。意識レベル JCS-1、GCS 14 です。けっこう状態は良いです。CT ではくも膜下出血が確認され、脳血管撮影で大きい動脈瘤と小さい動脈瘤が計 4 ほど認められました（**図 17**）。たくさん動脈瘤があった場合、どの動脈瘤が破裂するか知っていますか。そうです。一番大きいものです。まずは一番大きいやつが破裂したと考えて治療していくわけですね。

　この患者さんは、動脈瘤が大きすぎてクリップするのは難しいということで、バイパスを使います（**図 18**）。

　手術はテリオナルアプローチで行い、動脈瘤をいっぱい出してきて、小さい動脈瘤、未破裂の動脈瘤をクリップしました。大きい動脈瘤では伏在静脈という、足から取った静脈を吻合します。

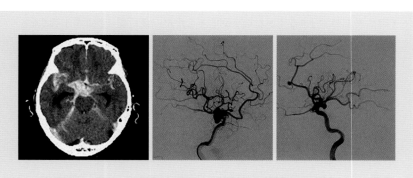

図 17　患者の CT 画像（左）と脳血管撮影（中、右）

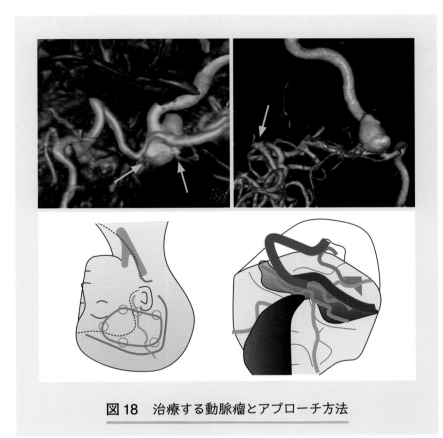

図18　治療する動脈瘤とアプローチ方法

◯ バイパストラッピング術の術後注意

　バイパス手術は技術的にも高度で、どこでもできることではないかもしれませんが、血管外科治療の得意な施設でやることはできます。きちんと血管がつながって動脈瘤がなくなっていました。

　残念ながらこの患者さんは軽度の脳梗塞が出て、左の不全麻痺です。このバイパス手術というのは、トラップで小さい脳梗塞がけっこう出ま

133

す。場所が悪いと麻痺が生じます。患者さんは細い前脈絡叢動脈という動脈が閉塞されたので麻痺を起こしました（図19）。幸い、リハをして良くなりましたが、やっぱり合併したんです。

　バイパストラッピングというのは、周囲の細い血管が詰まることがあります。それによって、後から麻痺が出てくる人が多いので要注意です。受け持つ機会はめったにないと思いますが、このような合併症があることを知っておいてください。

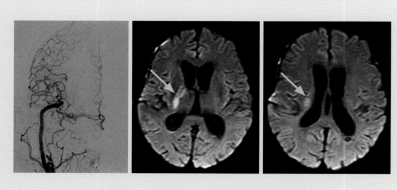

図19　前脈絡叢動脈の閉塞

くも膜下出血に対するコイル塞栓と術後観察ポイント〜スパズム対策と血管形成術〜

　ここまでが外科手術の話で、ここからは血管内治療の話をしたいと思います。今は血管内治療がメインです。血管内治療はやっぱり早いですし、血管内治療を先にやって、それで駄目なら直達手術を選択することが多いです。

症例5　80 歳代女性

【主訴】頚部痛
【現病歴】3 日前に急にめまい、嘔吐、頭痛。これまで何度もめまいで入院の既往があり、今回も点滴で徐々に軽快。
◆入院時現症
意識清明、血圧 120/60mmHg、脈拍 80、瞳孔 3.0mm/3.0mm、対光反射＋/＋、麻痺なし、軽度のめまい以外神経学的異常なし

◯ 破裂脳動脈瘤の治療法

　80 歳代女性で、3 日前にめまい、吐き気をともなった嘔吐、頭痛がありました。これまでに何度もめまいで入院の既往があって、今回も点滴で良くなりました。神経所見、意識清明で血圧 120/60mmHg。現在、めまい以外に特別な問題はないと言うんですけれども、プロが見ますと、くも膜下出血があるとわかるんです（図 20）。くも膜下出血があったら動脈瘤を探さないといけません。

　破裂動脈瘤の治療のうち、血管内治療にはどんな種類があるでしょうか。コイル塞栓術、ステントを置いてコイリングする、あるいはステントを重ねたりする方法もあります。ステントだけで治療もします。血管の中にものを入れるという治療ですね。あるいはバイパスをつないでおいてから、コイルで塞栓する治療もあります。

➡ 破裂動脈瘤の治療はクリップよりコイル

　ステント併用コイルという方法もあります（図 21）。

　くも膜下出血の治療はステントとコイルのどちらがいいのかという疑問はあると思います。これはくも膜下出血治療 1 年後で、歩けて元気な

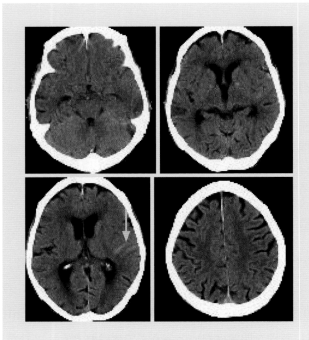

図20　患者の CT 画像

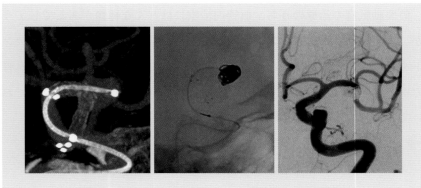

図21　ステント併用コイル治療時の画像

人はコイル 80％、クリップ 66％というバランスです。再治療が必要と
なるのはコイル 16％、クリップ 5％です。再治療はコイルの割合が高い
です。しかし再治療は難しくないんです。再治療は止血されていますか
ら、非常に成績がいいです。だから、再治療を受ける可能性が高いこと
はありますが、そのあとのこともしっかり説明しておけば、コイルのほ
うが破裂動脈瘤の治療としては勝っているというのが現状です。

→ 動眼神経麻痺を生じた動脈瘤の治療はコイルよりクリップ

　先ほど動眼神経麻痺の症例がありましたね。IC-PC 動脈瘤切迫破裂で
生じた動眼神経麻痺が完全に治るのは、クリップ 50％、コイル 20％で
す。だから動眼神経麻痺を生じた動脈瘤はクリップのほうがいいと思い
ます。

　動眼神経麻痺は完璧に治らなければあまり意味がないです。どちらか
にずれたら、物が二重に見えますから、前より良くなったでは駄目なん
ですね。だいぶずれているのと、すこしずれているのとは一緒です。車
を運転するなら、ぴったりそろえて完全に見えるようにしてあげないと
いけません。だから、動眼神経麻痺のある脳動脈瘤の治療はクリップの
ほうがいいんじゃないかなと思っています。

○ コイル塞栓術の合併症

　コイル塞栓術の一番の問題は、穿刺部の合併症です。穿刺部に血腫が
できたりします。けっこうこれで生命の問題が出てくることもあります。
それから、カテーテル操作によって塞栓や脳梗塞が起こったりします。
この 2 つが永遠の課題です。

解離性動脈瘤に対するコイルによる母血管閉塞術〜スパズム対策と血管形成術〜

症例6 60歳代女性

【現病歴】本日7時より急に頭痛を自覚し、夫のすすめで横になっていたところ、徐々に意識が悪化。まったく返答しなくなったため救急車で来院
【既往歴】高血圧、甲状腺がん（手術後）
【家族歴】特記すべきことなし
【アレルギー】なし
【内服】なし
❖入院時現症
意識レベル JCS-200、GCS 7（E1V1M5）、血圧 210/110mmHg、脈拍89、瞳孔 3.0mm/3.0mm、対光反射＋/＋
麻痺なし

　60歳代の女性です。当日7時より急に頭痛を自覚し、夫のすすめで横になっていたところ、徐々に意識が悪化してきました。まったく返答しなくなったので来院。めまいだとすぐに病院に来るんですけども、日本人は手足の麻痺とかしびれは我慢する傾向がずいぶんあります。めまいの95％は耳が原因で脳が原因の可能性は低いのですが、手足の麻痺と言葉の障害はすぐに来てほしいです。

　この患者さんは血圧も高いし、見るとくも膜下出血なんですが、ちょっと珍しくて脳内出血が合併しているんです（**図22**）。この大という字になっているのはくも膜下出血ですけれど、これに点が付いて、"犬"

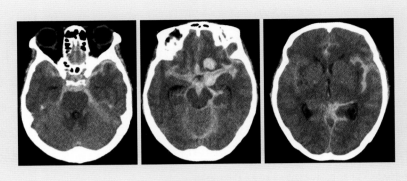

図22　患者のCT画像

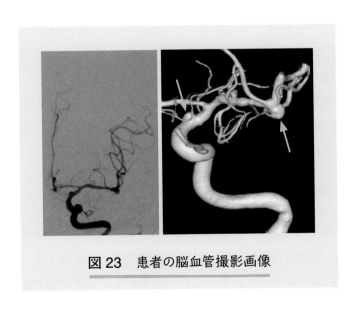

図23　患者の脳血管撮影画像

という字なんですね。この点が脳内出血です。JCS-200ですから重症で、鎮静して血管撮影します（**図23**）。そしたら、2カ所に動脈瘤が発見されました。同じぐらいの大きさですね。

139

◯ 各動脈瘤破裂時の血腫分布

　直達手術は、実際に動脈を見ますから破れているかどうかわかります。破れているものには動脈にドングリのふたのようなかさぶたみたいなものが付いているんです。だからやぶれた場所がわかるんですけれど、血管内治療では実際の動脈瘤が見えませんから、どこが破れているかなかなかわかりにくいです。それで画像で何とかわからないか考えているんですが、どちらかが破裂したんですね。

　じつはくも膜下出血は破裂場所を CT で推定することができます。例えば、半球間裂の真ん中に出血がしっかりあったら Acom です。この側頭葉の内側に血腫、濃い血腫があったら IC-Pcom です。シルビウス裂の端っこの側頭部の中に脳内出血があったら MCA と、ほぼ間違いないです（**図 24**）。

　この患者さんは内頚動脈の動脈瘤のところと同じ位置に起こっています。MCA の動脈瘤なら色も濃くて大きいはずなので、この患者さんは内頚動脈の前壁動脈瘤の破裂ですね。重症です。

◯ 内頚動脈前壁動脈瘤の治療

　この内頚動脈の前壁動脈瘤というのは85％が解離性動脈瘤という形で出ます。解離性動脈瘤というのは、血管の壁が2枚あって、この青いところが内腔だとすると、裂けて膨らんでいるんです（**図 25**）。この動脈瘤は、血管ごとトラッピングしないと治らないといわれています。

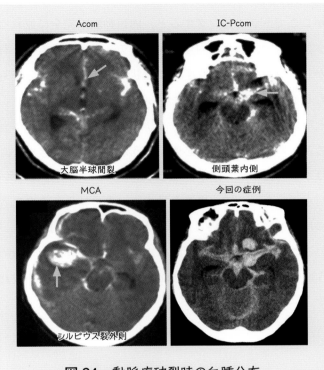

図24　動脈瘤破裂時の血腫分布

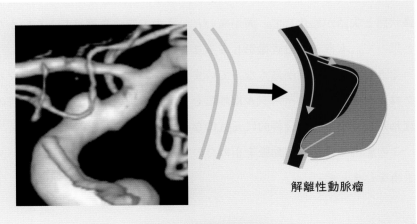

図25　解離性動脈瘤

ところがここでトラッピングすると、内頚動脈が完全に流れなくなっちゃいます。そこで、通常は内頚動脈遮断テストというものを行うんですね。しかし、遮断して、これ手足に症状が出ますかといっても、患者さんはそもそも JCS-200、昏睡ですからテストできません。

→ バイパスなしで血管内治療による動脈瘤トラッピング術を施行

　そうすると、バイパス手術が必要かどうかの判断ができないんですけれども、ほかに判断する方法があります。バルーン閉塞試験といって内頚動脈にバルーンを置いて、血流を見ます。その結果、この患者さんは内頚動脈の脳梗塞にならないというのが血管でわかりました。そこで、動脈瘤ごとここの動脈にコイルを詰めます。動脈をコイルで締めてしまうと、もう血管の動脈瘤の中に血液が入り込みませんから、破れる可能性は 0 です。

◯ 術後の経過

　Day3 で抜管して、麻痺はないですが、全失語の状態でした。Day5 で失語が良くなってきました。Day8 になると、残念ながらちょっと意識状態と失語が悪化して、頭が痛いというので脳血管攣縮じゃないかなと思って、もう一回血管撮影してみました（図26）。

　そうしたら、血流が薄くなっていますね。脳血管攣縮なんです。マイクロカテーテルでファスジル塩酸塩を 30mg ぐらい動注すると、血管の流れが良くなって、最終的に元気になって回復しました。

　この症例では左内頚動脈を止めたので、十分良くなってからバイパス手術をしました。

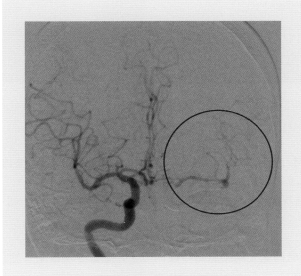

図26　8日目の脳血管造影画像

◎ コイル塞栓術後の看護のポイント

　コイル塞栓術は血管内に異物を置く治療のため、抗血小板薬を術前から投与することが多いです。それから術中はヘパリンを投与して、血液を通常の2〜3倍、固まりにくくしています。術後、ヘパリンをどれぐらい効かせるか、症例ごとに確認する必要があります。

　合併症の多くは穿刺部のトラブルと血栓塞栓症です。術後の神経所見の確認と、穿刺部の観察を怠らないことが大切です。

血管内治療後の再発について

【現病歴】温泉施設で入浴しようとしたところ、頭痛とともに意識レベルが低下し当院救急搬送

❖入院時現症　　意識レベルJCS-10、GCS E3V1M4、WFNS 4

　これは脳底動脈先端動脈瘤の症例です。患者さんは温泉施設で入浴しようとしたところ、頭痛とともに意識レベルが低下して搬送されたそうです。意識レベルはJCS-10、GCS 9。WFNS 4 ですね。脳底動脈先端動脈瘤です（図27）。その後コイル塞栓で元気になって、発症から半年後では意識レベルがJCS-2から1に、右の不全片麻痺と左動眼神経麻痺

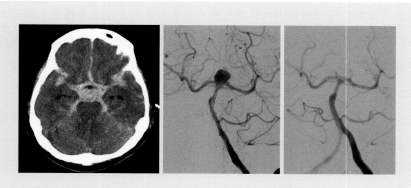

図27　患者のCT画像（左）と脳血管撮影検査（中、右）

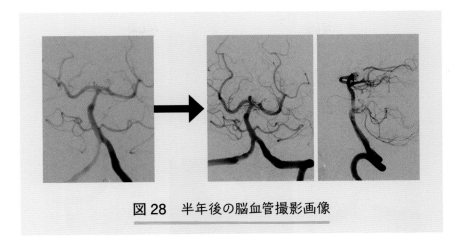

図 28　半年後の脳血管撮影画像

ですこし脳梗塞が起こっています。しかし、コイルが縮んできて、画像に動脈瘤が映るようになってきたんです（**図28**）。コイルコンパクションという現象で、再治療が必要です。

○ コイルコンパクションによる動脈瘤再発の治療法

コイルコンパクションに対して、2回目はできるだけ完璧に治したいので、もう1回コイルを入れるというのはあまりしないんです。やっぱりステントを使ってコイルを完全に治すか、クリップをします。この患者さんはステントを置いてコイルを十分詰めることによって治療しました（**図29**）。

○ ステントコイルとコイル単独の術後の管理は何が違う？

ステントコイルの場合は血液が固まらないようにするために、しばらくは抗血栓薬を2剤併用することが必要です。とくに血管内治療は抗血栓薬をどれだけ使うのかということを確認する必要がありますね。

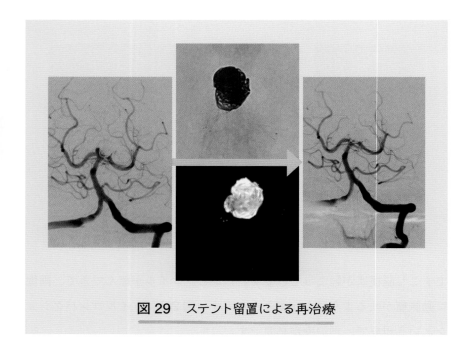

図 29　ステント留置による再治療

　長くなりましたけれども、手術の方法、それからステントやコイルの治療法について説明しました。では、くも膜下出血の授業をこれで終わりたいと思います。ありがとうございました。

脳梗塞

脳循環代謝の基礎復習

　脳梗塞とは、脳の血液が少なくなって、脳の細胞が死ぬ症状をいいます。今まで頭蓋内圧、脳脊髄液などの説明をしましたが、われわれの脳はどのくらいの血液を使っていて、どれぐらい血液が不足すると脳の細胞が死ぬのでしょうか。脳の循環代謝を学び直していきましょう。

○脳の重さは何g？

　脳の重さは約1,350 g、体重の約2％です。だから、もし体重50kgの人なら脳の重さは1 kgですね。

○内頸動脈と椎骨脳底動脈には1分間に何mLの血液が流れている？

　内頸動脈は1分間で300mLの血液を流しています。通常、脳には1分間で右の内頸動脈から300mL、左から300mL、後ろの椎骨動脈2本合わせて150mL、計750mLぐらいの血液が流れています。心臓からは1分間で約4L、つまり4,000mLの血液が拍出されているので、2割から1割7分ぐらいの血液が脳だけで使われています。脳の重さは体重の2％で、脳の血液量は全体の20％ということを覚えましょう。

○脳血流量はどれくらい？　単位は？

　脳血流量というのは、脳100g当たり1分間に何mLの血液を使っているかということで表します。1分間に脳に流れる血液量は75mLで、

脳の重さは 1,350g なので、計算式は 750 ÷ 1,350 × 100 = 55 となります。だから通常は 55mL/ 分 /100g 脳が正常値です。

脳血流の自動調節能

血圧が上がっても脳血流が一定なのはどうして？

　皆さん、脳血流の自動調節能は習っていますね。脳には、血圧が上がっても、およそ脳血流が一定に保たれる仕組みがあります。走ったりすると血圧も上がりますが、それにともなって脳血流が倍になったらけいれんなどが起こったりしますから、われわれの脳は、血圧が多少上がっても脳血流は一定に保たれるように非常に細やかにコントロールされています。どうやってコントロールしているかを勉強しましょう。

　頭蓋内圧はだいたい 10mmHg です。平均動脈圧が 90mmHg ぐらいですね。だから、90mmHg で押し込んで 10mmHg で戻してるから、脳を栄養する血圧は 80mmHg の力です（**図 1**）。ちょっと面倒くさいので、普段の頭蓋内圧はもうほぼ 0 と考えましょう。そうなると、普段の状態、脳に何も異常がない状態では、血流の圧力で脳の中の血液を栄養しているので、血圧が倍になれば、脳の血流も倍になります。例えば平均血圧が 50mmHg から 100mmHg になれば脳の血流も倍になるのが普通です。ところが、実際は倍にならないんです。なぜ倍にならないかっていうと、脳の血管に抵抗があるからです。

脳血流量は頭蓋内圧に比例して脳血管抵抗に反比例する

　昔、理科でオームの法則というのを習いましたね。電圧は電流掛ける抵抗、E（電圧）＝ I（電流）R（抵抗）です。電圧（V）は、電流（A）と、抵抗（Ω）だと、習っていますね。

　同じように、頭蓋内圧は脳血流×抵抗なんです。抵抗というのは血管

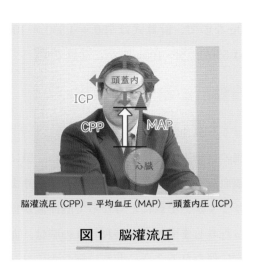

脳灌流圧（CPP）＝平均血圧（MAP）－頭蓋内圧（ICP）

図1　脳灌流圧

の半径の4乗に反比例します。例えば平均血圧が50mmHg の人が走って血圧 100mmHg ぐらいになったとしましょう。そうすると僕たちの脳の血管は、きゅっと縮みます。もともとの血管の半径を1とすると0.83 ぐらいになります。0.83 の4乗は 0.4746 ですね。抵抗はこれの反比例で、約2倍になります。

　ようするに、脳の血圧が2倍になっても脳の血管がもとの83％ぐらいの直径になって抵抗を2倍にすることで脳血流を一定に保つわけです。このように、脳の血管が少しずつ縮んだり膨らんだりして微妙に調節することによって、血圧が上がったときでも脳血流を一定に保っているシステムを、僕ら全員が持っているんです。

➡ 脳血管攣縮で血管の径が半分に縮んだ場合、血流はどれくらい減る？

　脳血流は 55mL/ 分 /100g が正常ですが、じつは 25mL/ 分 /100g ぐらいまであったら神経細胞は十分生きていけるんです。しかし、脳血流が 20mL を切ってくると死滅する神経細胞が出現しだし、10mL ぐらい

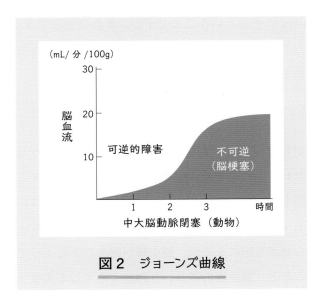

（mL/ 分 /100g）

脳血流

可逆的障害

不可逆
（脳梗塞）

時間

中大脳動脈閉塞（動物）

図2　ジョーンズ曲線

まで下がると、神経細胞は3時間以内に死にます。これをジョーンズ曲
線といいます（図2）。

　脳血管攣縮で血管の径が半分になると、抵抗は半径の4乗に反比例し
ますから、2^4で16倍。つまり、脳血流は16分の1になります。正常
値は55mLだから16で割ると100g当たり3.4 m L しか血液が流れてこ
ないわけです。

→ 脳梗塞は予測できる？

　脳血流量が3.4mLの場合、ジョーンズ曲線で見ると1時間30分あた
りで脳の神経細胞が死にます。つまり、そのままだと1時間30分たっ
たら脳梗塞になるということが計算できるんです。

　これを助けようと思ったら、血圧を上げないといけません。何倍に上
げるか。16倍に上げなければいけないんです。もともと血圧50mmHg

なら 800mmHg にするということですが、それは達成できない値です。だから、トリプル H 療法で血圧を上げたり下げたりする治療法は、あまり無理があるので、最近はしなくなっているんです。

◯ 脳循環代謝の基礎復習のまとめ

　脳の血管がちょっと縮むだけで脳血流が下がってしまうということがわかりましたね。脳の血管の径が半分になると 1 時間とすこしで脳梗塞になり、血圧を 16 倍に上げないと元どおりの脳血流量にはできません。

　覚えてほしいのは、正常な脳血流は 55mL/ 分 /100g あって、血圧が倍になったら血流も倍になるが、脳血管が縮むことによって一定に保たれるということと、脳血管の径というのがものすごく大事ということです。こうして、脳細胞が生きるか死ぬかっていうのが理論的に判定できるわけですね。

● 脳梗塞の病型診断

◯ 脳梗塞の機序

　次は脳梗塞の病型分類を覚えましょう。まず、脳梗塞の原因としては血栓性、塞栓性、血行力学的があります。

　血栓というのは血管が病気になって閉塞することをいいます。塞栓というのは、血管に他からゴミが飛んできて詰まることで、血管は正常です。血行力学的は、血栓が進んで血液が細くなっていき、血流不足になって脳梗塞を及ぼします。

◎ 脳梗塞の病型分類

　病型分類としては大きく、アテローム血栓性脳梗塞、心原性脳梗塞、ラクナ梗塞があります。割合はだいたい3分の1ずつです。それに加えて、ラクナ梗塞の亜系としてBAD（branch atheromatous disease）というものがあり、これら4つを勉強します。

ラクナ梗塞の病型診断と治療 ～正常経過～

症例1　80歳代男性

【現病歴】9月3日に急に右下肢に力が入らなくなり、立ち上がれなくなった。すこし軽快したが、それ以来杖歩行となり、右下肢のしびれもあったため、5日整形外科受診。8日に脳神経外科紹介。
【既往歴】高血圧（内服中）、前立腺肥大、腰椎脊柱管狭窄
【家族歴】脳卒中（－）
【生活歴】喫煙（－）飲酒（－）
【内服】アゼルニジピン、シロドシン
◆入院時現症
意識レベルJCS-0、言語流暢、右片麻痺4/5　右上肢のしびれ

◎ 病型診断

　まず1番目の症例は80歳代の男性です。9月3日に急に右の足に力が入らなくなって、立ち上がれなくなりました。すこし軽快しましたが、それ以来、杖歩行となり、しかもしびれもあったために整形外科を受診。

153

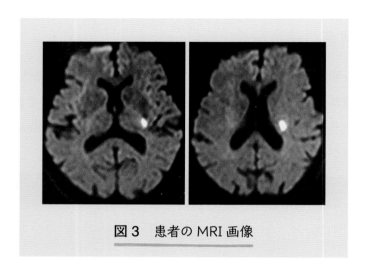

図3　患者の MRI 画像

脊柱管狭窄症かなと思ったので様子を見ていたんですけども、脳神経外科に9月8日に紹介されました。意識は清明です。5分の4麻痺で右の下肢のしびれがあります。MRIを見ると小さな高信号があります（**図3**）。

　1.5cm 未満の小さな脳梗塞といえば、診断はなんでしょう。そう、ラクナ梗塞です。5mm スライスの MRI ですから、3スライスまで写っていたら 1.5cm 以上あります。だから、2スライスしか写ってないことが重要です。現在の機器は、もうほとんど 5mm 刻みだと思います。3スライス写っていたらすこし大きい梗塞巣ですね。

○ ラクナ梗塞とは

　ラクナ梗塞は、2時間目に説明したレンズ核線条体動脈のところが詰まって小さい脳梗塞がたびたびできるもので、大きさが 1.5cm 以下、2スライスまでということが決まっています。

○ ラクナ梗塞の急性期治療

　ラクナ梗塞は最も軽症の脳梗塞ですね。血圧が 220mmHg を超えるか、拡張期血圧が 120mmHg を超えたら下げるんですけど、たいていは血圧管理しません。血栓回収術をするときだけ、すこし下げるようにします。

　浸透圧利尿薬の濃グリセリンも使いません。抗血小板薬は、投薬する場合としない場合があります。どちらでもいいです。一応、急性期はオザグレルナトリウムという抗血小板薬とエダラボンも使います。抗凝固薬はいりません。リハは早期から行って、外科的治療は必要ありません。これが最も基本となるラクナ梗塞の治療です。

○ ラクナ梗塞治療後の正常経過

　この患者さんは、エダラボンとオザグレルナトリウムを点滴して、リハで改善して、21 日で退院しています。21 日目になると、MRI 拡散強調画像で白いものがなくなっているのがわかります。一般に 2 週間ぐらいしたら白くなくなります。CT では陳旧性梗塞として黒く映ります（図 4）。

○ 再発予防のための慢性期治療

　ラクナ梗塞の再発を予防するためには、ふだんの血圧を 130/80mmHg 以下にするという血圧管理が非常に大事です。また、脂質管理も有効です。抗血小板薬も投薬するんですけど、一番よく効くのはシロスタゾールといわれていますので、ラクナ梗塞はシロスタゾールを投薬することが多く、2 剤併用は基本的には長く行わないです。外科的治療も行わな

いので、ラクナ梗塞はリハしてまた日常生活に戻っていける確率が高いですね。

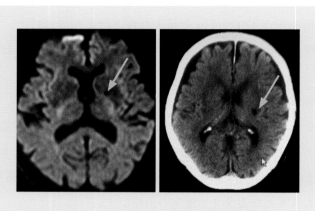

図4　21日目のMRI拡散強調画像（左）とCT画像（右）

ラクナ梗塞の亜系、BADは要注意

ラクナ梗塞と思っていたら、とても悪くなるというケースがあります。それがBADという疾患です。

○ ラクナ梗塞との診断後、症状が悪化

患者さんは、80歳代の男性。16時ぐらいから左の上下肢麻痺が起こって、ろれつ困難も出てきたということで、近くの診療所からうちの大学病院に来ました。血圧は高いです。麻痺と軽度構音障害があります。

症例2 　80 歳代男性

【現病歴】16 時ごろから左上下肢筋力低下を来たし、ろれつ困難も出現。かかりつけの診療所を受診。整形外科を受診後、脳疾患の疑いで当院紹介。

【既往歴】高血圧（内服中）、前立腺肥大、腰椎脊柱管狭窄

【家族歴】脳卒中（−）

【生活歴】喫煙（−）飲酒（−）

【内服】ロサルタンカリウム・ヒドロクロロチアジド配合剤 1T

◆入院時現症

意識清明、左片麻痺 5 − /5、軽度構音障害

当初は脳梗塞が 2 スライスで、主幹動脈だけの狭窄もないからラクナ梗塞ではないかという診断でエダラボン、オザグレルナトリウムで治療を開始しました（図5）。

ところが、次の日に見ると 3 スライスに脳梗塞が出ています（図6）。梗塞が大きくなっているんです。次の日は麻痺がさらにきつくなって左片麻痺が2/5 になり、顔面の麻痺も出てきました。

この患者さんは、なんとか 52 日後に回復期リハ病棟に転棟していきましたが、麻痺と顔面麻痺に加えて感覚障害、高次脳機能障害があって、精神症状も出現していました。自己抑制が欠如して、会話が支離滅裂で、自分の意見が通らないと大声で怒るような状態なんです。こういう患者さん、ちょいちょいおられますね。夜間せん妄も悪化し、寝ないで夜中ずっと大きい声を出しているので家ならおとなしくなるかと思って家へ帰したら、一晩中奥さんにずっと文句を言って寝ないんです。それで、ショートステイに入所させて、何とか自宅退院したんですけど、なかな

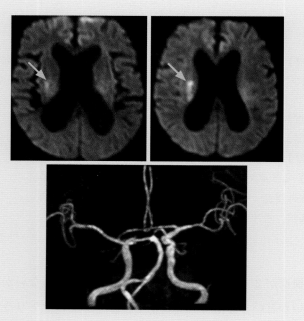

**図 5　入院時の MRI 拡散強調画像（上段）と
脳血管撮影画像（下段）**

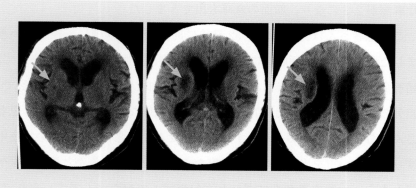

図 6　入院 2 日目の CT 画像

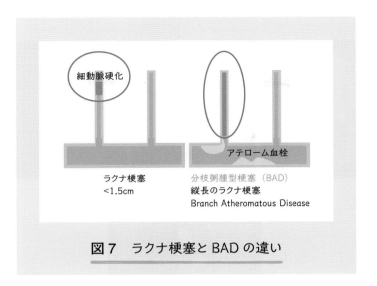

細動脈硬化

アテローム血栓

ラクナ梗塞
<1.5cm

分枝粥腫型梗塞（BAD）
縦長のラクナ梗塞
Branch Atheromatous Disease

図7　ラクナ梗塞とBADの違い

か回復することができませんでした。

症状が悪化した理由

　この症例のように、はじめはラクナ梗塞で軽症と思っていたら重症化する人がいます。これはどういうことかというと、ラクナ梗塞では、穿通枝の先端が詰まります。そのため、小さい脳梗塞が多いです。これが1.5cm以下の理由です。

　ところが、この血管の根元のところが長い距離で詰まり、長細いラクナ梗塞ができる人がいます。それが1.5cm以上、3スライス以上、出てくると強い麻痺が出る確率が高くなります（**図7**）。

BAD（分枝粥腫型梗塞）

　この1.5cm以上、3スライス以上のラクナ梗塞の場合、ならびに脳幹

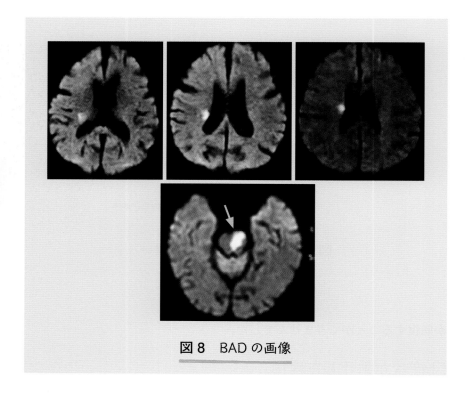

図8　BADの画像

部の麻痺が橋腹側に及んでいる場合をBADと定義しています（図8）。BADはラクナ梗塞と違って、翌日、翌々日と麻痺が進行してきて、完全麻痺になることもあります。それで、病院に来たときはそこまで動いていないことはなかったのに、なぜ入院してこんなに悪くなるんだと患者さんの家族から詰め寄られるケースもあります。この脳梗塞は、エダラボンやオザグレルナトリウムがなかなか効かないんです。

　以前、整形外科の高齢の先生がBADで入院してきて一度は完全麻痺までいったんですけど、アルガトロバンなどを2週間ほどずっと続けていたら治ってきました。今は整形外科は退職されて、まだすこしよろよ

ろしていますが、何とか独歩できるようになりました。その先生には、「どこで治したんだって聞かれたら、うちで治したって言ってくださいよ」といって宣伝してもらっているんです。それぐらい、BADの治療は難しいです。アルガトロバンを続ける治療もよく聞きますが、完全麻痺になると、もうまったく歩けませんからね。本当に治療が困難な病気です。

◯ ラクナ梗塞の看護のポイント

　一般的にはラクナ梗塞は予後良好です。点滴して、早々にリハ病院に転院というのがだいたいのパターンで、ときどきBADのように悪くなるケースがあります。

　血圧を下げるかどうかは、rt-PAを実施するかどうかで決まりますね。rt-PAを実施する人はすこし下げるようにします。

　基底核3スライス以上、または脳幹腹側の小梗塞はBADと定義され、入院しても麻痺が急速悪化することがあります。もし入院時にMRIを撮って3スライス以上写っている場合は、翌日、麻痺が進行している可能性があることを頭に入れておく必要があります。

アテローム血栓性脳梗塞
～TIA/ABCD^{2}スコア～

◯ 24時間以内に回復する神経症状―TIA―

　3つ目の症例は血行力学的脳虚血です。患者さんは60歳代の男性で、3月6日、突然の左上下肢麻痺を生じて救急車で来院しましたが、なん

【現病歴】3月6日突然の左上下肢麻痺を生じ、救急搬送。外来ではいったん麻痺は消失したが、入院後7日に再び麻痺を生じ来院。来院時血圧 180/111mmHg。入院しエダラボン、アルガトロバンの点滴により翌日には症状消失

【既往歴】高血圧、糖尿病、脂質異常症

【家族歴】脳卒中（一）

【生活歴】タバコ 20 本／日× 50 年、飲酒あり

【内服】アムロジピン

◆入院時現症

意識清明、左上下肢麻痺は来院時は消失した。

と外来で麻痺が治ってしまいました。とりあえず様子見で一晩入院させて、翌日になったらまた麻痺が起こりました。いったん帰して、また来院しました。来院時の血圧は 180/111mmHg です。高いですね。エダラボンとアルガトロバンの点滴によって、また翌日には症状が消失。何回か麻痺が起こるというケースですね。

　こんなふうに 24 時間以内に回復する神経症状、そして一過性黒内障のことを TIA（Transient Ischemic Attack）といいます。これは、局所脳あるいは網膜の虚血によって短時間持続する局所神経症状発作で、国際的な定義としては持続時間が通常 1 時間未満であり、急性脳梗塞を示す証拠がないものとされています。しかし、最近は MRI を非常に多く撮るので、症状が治っているのに脳梗塞になってしまっている人がけっこう見つかるんです（**図9**）。

　TIA は脳梗塞がないものとされているので、困ってしまって、「脳梗

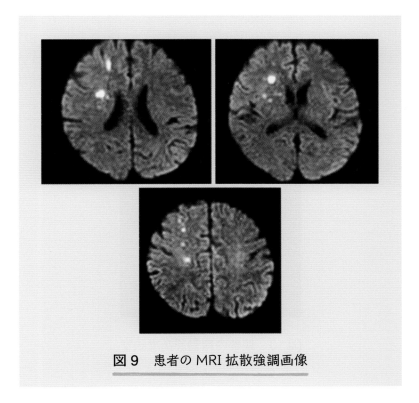

図9　患者の MRI 拡散強調画像

塞のある TIA」っていう名前に変えていてわけがわからなくなっています。

○ 境界領域梗塞（分水嶺梗塞）は血流不足のサイン

　拡散強調画像で確認できる、オリオン座みたいな縦にぽんぽんと連なる点状の脳梗塞を分水嶺梗塞といいます（**図9下**）。そして、梗塞部分から中心側は前大脳動脈が栄養する領域で、外側は中大脳動脈が栄養する領域です。前大脳動脈から来る血液と、中大脳動脈の血液の間になっているところの血圧が下がって脳血流が不足すると、ぽんぽんと小さい

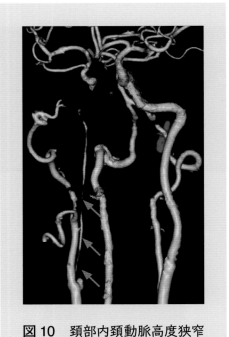

図10　頚部内頚動脈高度狭窄

脳梗塞になるんです。これを境界領域梗塞といいます。これだと、たい
てい心臓側に内頚動脈閉塞とかがありますね。この患者さんも内頚動脈
がほとんど閉塞されています（**図10**）。

○ 血行力学的脳虚血とは

　脳梗塞巣を栄養する血管に閉塞や高度狭窄があり、普段は症状が出て
いないが、血圧低下や脱水、貧血などが起こったときに、最も血液が届
きにくい部分にぽつぽつと脳梗塞が起こるんですね。そして、繰り返し
起こすことを、血行力学性脳虚血といいます。

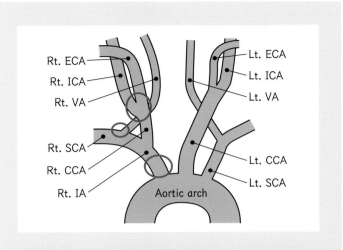

図 11　アテローム血栓症の頚部における好発部位

　血行力学的脳虚血では、脳血管のどこが詰まりやすいかが決まっています。脳血管が分かれているところや屈曲しているところが詰まります。例えば、大動脈と無名動脈の分岐部や、大動脈と鎖骨下動脈の分岐部、それから鎖骨下動脈と椎骨動脈の分岐部。内頚動脈と外頚動脈の分岐部。分かれ目のところにコレステロールがたまってきて詰まってくるんですね（**図 11**）。

　頭の中では、内頚動脈のくねっと曲がっているサイフォン部と中大脳動脈の水平部（**図 12**）です。ここはたくさん線状の枝が出ています。それから、脳底動脈の水平部もムカデの足のように血管が出ていますので、このようなところが動脈硬化、アテローム血栓が出てきて詰まってきます。

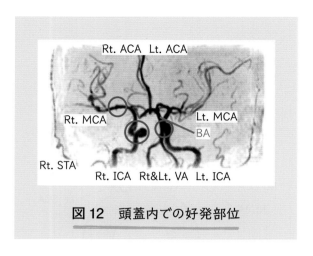

図 12　頭蓋内での好発部位

◯ 血行力学性のアテローム血栓性脳梗塞

　アテローム血栓性脳梗塞は、TIA で発症することが多いです。入院させるべき TIA と入院させなくていい TIA を判断することも大事なんです。CHADS$_2$ スコアというスコアもあります（p.25）。CHADS$_2$ スコアは、心房細動の危険因子です。**表1**は、TIA の危険因子です。ABCD^2 スコアといいます。A、B、C、D、D が 2 個あるので D スクエア、D の 2 乗スコアなんです。A は age。これは、さきほどの CHADS$_2$ スコアでは 75 歳以上でしたが、ABCD^2 スコアで 60 歳以上で 1 点を付けます。B は血圧です。140mmHg 以上または 90mmHg 以上で 1 点です。

　C はクリニカルシンプトム。臨床症状です。麻痺があったら 2 点。麻痺がなくても言葉の障害があったら 1 点。両方なければ 0 点。D は、デュレーション。持続時間のことですね。1 時間以上続いたら 2 点。10 分以上続いたら 1 点。10 分続かなかったら 0 点。糖尿病があったら 1 点です。

表 1　TIA の危険度 ABCD^2 スコア（7 点満点）

（文献 1 を参考に作成）

A（年齢）	60 歳以上	1 点
B（血圧）	SBP ≧ 140 かつ / または DBP ≧ 90mmHg	1 点
C（臨床症状）	片側脱力 脱力を伴わない発語障害 その他	2 点 1 点 0 点
D（症状時期間）	60 分以上 10〜59 分 10 分未満	2 点 1 点 0 点
D（糖尿病）	糖尿病	1 点

　これは 7 点満点のツールで、0〜3 点だと脳梗塞になる確率は 1%、4〜5 点だと 4%、6〜7 点だと 8% なんです。ということは、TIA が起こってから 2 日以内なので、ガイドライン上は 4 点だったら、すぐに治療しましょうということになっています。

本症例の ABCD^2 スコアは？

　この患者さんは血圧が高くて脱力があります。糖尿病の既往があり、症状の持続時間は 60 分以上続いていたので、計 6 点もあります。2 日以内に脳梗塞が発症する確率は 8.1% もあって、実はもうすでに脳梗塞になっているんです。そのため、できるだけ早く治療する必要があります。

血行力学的のアテローム血栓性脳梗塞の急性期治療

　血行力学的脳虚血のアテローム血栓性脳梗塞は、血圧を下げると脳梗

塞になってしまうので血圧は下げません。そして、一気に脳梗塞はできないので濃グリセリンはいりません。抗血小板薬は必ず使用します。エダラボンも使用します。抗凝固薬はいりません。リハは早期に開始ですね。急性期には外科的治療は必要ありませんが、慢性期には手術することがあります。

　この患者さんは、右の内頚動脈がもう細くなってしまって、**図10**の矢印部分がふさがっています。その場合、右の脳血流はどうなりますか。

➡ 頭蓋内圧が低下している場合、脳の血管はどうなる？

　脳血流は、オームの法則のとおり、脳灌流圧÷脳血管抵抗で決まるんでしたね。まず血管が詰まっていますから、右側の脳の血圧は下がっているはずです。脳血流を維持しようと思ったら、脳血管抵抗を下げないといけません。そうしないと脳血流が下がってしまいます。例えばこの血圧が2分の1になったら、血管が開くんです。そうすると血流は流れやすくなり脳血流は十分足ります。しかし、抵抗を減らすために血管を開くのも限界があります。最大限拡張しても、足りなければ脳血流は低下してしまいます。

　図13の左側は正常な脳で、右側は血行力学的脳虚血、もやもや病の患者さんの脳です。どこが違いますか。血行力学的脳虚血の脳のほうは毛細血管の径が拡張して、充血しているようになっています。これは、細い血管でも拡張させて抵抗を下げることで血流をできるだけもらおうとしているんです。

➡ SPECT とダイアモックス負荷検査

　このようにどこが不足しているかは開頭して脳表を見ればわかりますが、開頭しなくても血流不足かどうかを確認する検査があります。これをSPECTのダイアモックス負荷検査といいます。皆さんの病院でもダ

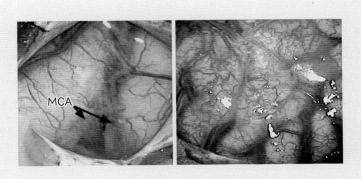

図 13　正常（左）と血行力学的脳虚血（右）の脳表

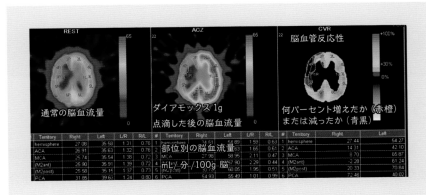

図 14　ダイアモックス負荷検査の SPECT 画像

イアモックスを点滴して、SPECT を撮ったりしていますが、その理由がこれにあたります（**図 14**）。

　実は、ダイアモックスを負荷すると、通常は脳血管が拡張して脳血流がぶあっと増えます。ダイアモックス負荷というのは二酸化炭素を吸入させるのと一緒なんです。二酸化炭素は最大の脳血管拡張薬で、だいた

い2倍くらいに血流量を増やすことができます。

　しかし、血流不足の脳はすでに血管が拡張しているので、ダイアモックスを点滴して二酸化炭素を増やしても血流量は増えません。ようするに、ダイアモックス負荷で血流が10％以上増えない部位、**図14**でいえばこの灰色とか青色のところは、血行力学的脳虚血になっている場所です。こういう脳の部位に対してバイパス手術をします。脳の血管を吻合して、無理やり灌流、つまり水道を確保するわけですね。

　このように、血行力学的脳虚血は、脳血流シンチグラフィによって診断できます。

脳血管バイパス術（EC-IC bypass）

○ 著明な血行力学性脳梗塞に行う手術

　脳血管のバイパス手術は血行力学的脳虚血に対して行う手術で、浅側頭動脈という頭のこめかみの中に入っている血管を、中大脳動脈に吻合します。心臓のバイパス手術と同じく、血管の側面に穴を開けて、別の血管を縫い付けるわけです。血行力学的脳虚血は、心臓と同様、血流不足の血管に外からの血管を吻合してやることによって血流の状態を良くします（**図15**）。

○ 脳血管バイパス術の看護のポイント

　この手術の術後に関して、まず、一般的にはアテローム血管、動脈硬化によって起こるバイパス手術は安全で、ほとんど何も起こりません。

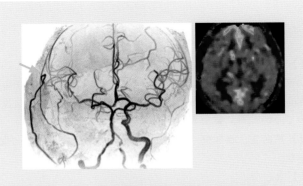

図15　バイパス術後の MRA と SPECT 画像

　一方、もやもや病の術後は、脳梗塞や脳出血を起こす患者さんもいるし、何よりも 20〜30％の人に術後、しゃべりにくさやすこし指先がしびれるといった、一過性の神経症状が出ます。血管をつないでいるところがちょうど口と手の領域なので、そこに 1〜10 分ぐらいの一時的な感覚障害、運動障害が起こって、患者さんをびっくりさせるんです。でも、たいていは 2、3 週間したら治っていくので、しばらく観察してもらっています。これがバイパス手術という手術です。

心原性脳塞栓症
〜外減圧術と CHADS₂ スコア〜

　今までラクナ梗塞と BAD と血行力学性脳虚血をやりました。ここからは心原性脳塞栓症について考えていきたいと思います。

　患者さんは 70 歳代、男性です。朝 3 時ごろトイレに行ったとき、急に左足に力が入らなくなって転倒しました。妻が救急車を勧めたが、拒

【現病歴】朝3時ごろトイレに行った際、急に左足に力が入りにくくなり転倒。妻が救急車を勧めたが、拒否し横になって様子をみた。その後いびきをかきはじめ、朝になっても起きてこないので、様子を見にいくと反応がなかったので、朝8時に救急車で当院搬送。

【既往歴】高血圧、糖尿病、冠動脈狭窄、心房細動、しっかり服薬していなかった。

【家族歴】なし

【生活歴】タバコ20本／日×40年、飲酒ビール1L

【内服】ロサルタンカリウム・ヒドロクロロチアチド配合剤 1T

◆入院時現症

意識レベルJCS-30、右共同偏視、左片麻痺上肢 0/5 下肢 2/5

否。横になって様子を見ました。その後、いびきをかきはじめ、朝になっても起きてこないので様子を見にいくと反応がありませんでした。朝8時ぐらいに搬送されてきました。高血圧、糖尿病、冠動脈狭窄、心房細動がありますが、しっかり服薬していませんでした。毎日ビールをだいたい1Lぐらい飲んでいます。

　来院時の意識レベルはJCS-30。右の共同偏視、左片麻痺があります。発症から5時間以上たっていてrt-PAは実施できません。今だったら血栓回収を行うかもしれません。MRIを撮ると、もうけっこうな範囲が脳梗塞になっているんですね（図16）。今から血管を通してもなかなか厳しいんじゃないかということで、この患者さんは保存的治療でエダラボンなどを点滴しました。今回は、心房内血栓が飛んできたという症例です。

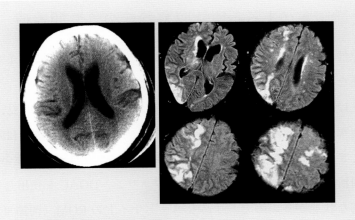

図16 発症5時間後の患者のCT（左）と
MRI拡散強調画像（右）

◯ 心原性脳塞栓症の原因

　心原性脳塞栓症の原因の70％は心房細動です。また、ときどき深部静脈血栓症があって、血栓が右心房に入り、右心房と右心室の間に穴が開いているために左心房から左心室に流れていって、全身に飛ぶということが起こる場合があります。

　通常は、静脈の血栓症であれば右心房から右心室に入って、肺に飛んで肺塞栓などを起こすんですが、右左シャントがあったり、動脈管開存症などといった心臓、心房に穴が開いていたりする場合は脳梗塞を起こすことがあるんです。これを奇異性脳塞栓症といいます。深部静脈血栓から脳のほうに血栓が飛んでいくんですね。

意識障害のある心原性脳塞栓症の急性期治療

　心原性脳塞栓症は、この症例のように大きな脳梗塞が起こります。最も重症なので、治療が前の2つのタイプとは違ってきます。

　血圧は、普段は血栓溶解をしない場合は下げません。脳に一見、大きな脳梗塞ができるので、浮腫が起こります。ですから、浸透圧利尿薬も点滴します。それから、抗血小板薬は使わずにエダラボンを使います。抗凝固治療をします。ヘパリン、ワーファリン、DOACを使用します。

　重篤な状態が多いので、リハもベッドサイドのROM（関節可動域）訓練などから始めます。外科的治療は場合によって必要になります。

➡ 術後3日で大きな梗塞ができて脳が腫れてきた。どんな治療を行う？

　この症例では外科的治療を行いました。点滴しましたが、3日目に非常に大きな脳梗塞になりました（図17）。右側の脳室がつぶれて、頭蓋内圧が高くなっています。このままだと脳ヘルニアになります。どんな治療を行えばいいでしょう。

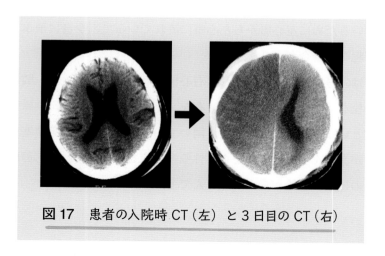

図17　患者の入院時CT（左）と3日目のCT（右）

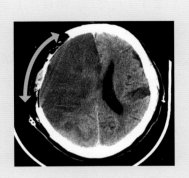

図18　減圧開頭術実施後の CT 画像

　この場合は骨を外したり、硬膜を広げたりして、脳をすこし外に膨らませるようにして、頭蓋内圧を下げる外科的減圧術を行います。頭蓋内圧を下げる方法は、まず、頭位挙上ですね。二酸化炭素をためない角度にして、濃グリセリンの投与、バルビツレート療法の実施、そして減圧開頭術を実施します（図18）。物理的に脳の骨を外したり、場合によっては脳を削ったりすることで頭蓋内圧を下げることができます。損傷部位より下側にある脳幹のほうにはみ出してヘルニアになるんだったら、むしろ上のほうから外側にはみ出てきてくれということですね。

○ 心原性脳塞栓症の再発予防のための慢性期治療

　心原性脳塞栓症の再発予防のための慢性期治療は重要ですね。血圧を十分に下げることが大切です。それから、スタチン製剤は有効です。抗凝固薬を投与します。ワーファリンは70歳以上にはちょっと低めにしますね。『脳卒中治療ガイドライン2021』では、ワーファリンはCHADS$_2$スコア1点2点は年齢によらずINR1.6〜2.6、3点以上は

INR2.0〜3.0 となっています。ただし、70 歳以上は INR1.6〜2.6 を考慮してもよい、と改訂されています[2]。

　心房細動はカテーテルアブレーションをするというオプションがあります。それから、何回も起こっている場合、心臓を検査すると粘液腫がある場合があります。左房内粘液腫であれば外科的に治療します。この左房内粘液腫というのは、心臓外科の先生に聞くと、手術がものすごく簡単らしいです。左房を開けたら一番表面に粘液腫があってすぐ取れるので、裏返したりする必要はまったくないそうです。場合によっては心臓を止める必要もないので、左房内粘液腫があって脳梗塞が起こっている場合は手術適応になります。

　この患者さんは、残念ながらすこし来られたのが遅かったです。大きな脳梗塞が起こってから来ました。普通は違いますよね。もっと早くに来て、もっと早く治療されます。

急性期血栓溶解療法（rt-PA とペナンブラ）〜ASPECT 分類と NIHSS〜

　5つ目の症例は 60 歳代、女性です。午前 3 時ごろから体調の異変に気付いていたけど、様子を見ていたんです。ところが、トイレに起きた夫が様子がおかしいことに気付き、救急搬送されました。症例 4 と違って、夫が発症 1 時間で病院に連れてきました。非常に素晴らしい。患者さんは呼びかけると開眼します。名前も答えられるけど、もうろうとしている。著明な構音障害があり、左の片麻痺が 1/5。強い顔面神経麻痺を認めて、左の半盲および半側空間無視。詳しく書いているのは、NIHSS をとったからなんです。

症例5　60 歳代女性

【現病歴】午前 3 時ごろから体調の異変に気づいていたが様子を見ていた。しかしトイレに起きた夫が様子がおかしいことに気づき救急搬送。午前 4 時発症、1 時間で病院に連れて来た。
【既往歴】狭心症
【家族歴】【生活歴】特記すべきことなし
【内服】バイアスピリン自己中断
【神経学的所見】呼びかけて開眼し名前は答え、指示は入るが、もうろうとしている。著明な構音障害、左片麻痺上肢 1/5、下肢 1/5、強い左顔面神経麻痺を認め、左半盲および左側空間無視を認める。

　発症から 4 時間半以内なら rt-PA が適応ですし、今はもう 16 時間までは血栓回収療法が適応ですね。『脳卒中治療ガイドライン 2021』でもグレード A になっています[3]。機械的に血栓を除去してしまいます。僕らのところは採血と胸部 X 線撮影をして、NIHSS をとっています。

○ rt-PA 静注療法でまず行うこと／CT で胸部大動脈瘤・解離の有無を確認

　まず、脳内出血やくも膜下出血がないことを確認します。そして、胸部大動脈瘤・解離を除外しないといけません。今は CT がしゅっと撮れますから、CT で胸部大動脈瘤・解離がないかどうか確認します。胸部の解離があったら、適応は除外ですからね。血小板が十分あるかどうかなど採血結果が出るの待ちながら、NIHSS をとります。

○ rt-PA 静注療法でまず行うこと／NIHSS で診断

→ NIHSS の点数は何を表している？

　NIHSS の点数が上がっていくほど、今、測っている脳に血流がどのぐらい残っているかという数値が下がっていくことを示しています。NIHSS が 42 点だと、残存血流はもうほぼ 0 です。25 点だったら 1、2 時間で脳梗塞になってしまいます。NIHSS が 5 点だったらたいていは大丈夫。そんな感じです。

　つまり NIHSS が重たくなれば重たくなるほど、脳梗塞になるまでの時間が限られていることを意味しているんですね。

→ NIHSS の実践を増やしてレベルアップを図ろう

　NIHSS は慣れた人なら 3 分ほどでとれると思いますし、もっと慣れたら見ただけで何点ぐらいかがわかるようになります。できたらたくさん評価して、来院した患者さんは何点ぐらいかがすぐわかるようにしましょう。

　うちの病院では年に 1 回、看護師さんや理学療法士など、スタッフを呼んで、実際にカテーテルを触ってもらって、コイルで塞栓するブースと、患者役をして NIHSS をとってもらうブースに分けて、みんなで診断するんです。

　皆さんの施設もやっていると思うんですけど、年に 1 回ぐらい、NIHSS をみんなで行い、一致するかどうかを検討したほうがいいと思います。チームで治療するので、みんなが同じレベルにいないといけないということですね。

○ 本症例の経過

　患者さんは、MRI を見ると右の MCA がぷっつり閉じていますし、FLAIR 画像には梗塞巣が写っていません（**図 19、20**）。拡散強調画像では、そこそこ脳梗塞ができています（**図 21**）。ASPECT 分類とは、尾状核、レンズ核、内包、それから、島回、MCA 領域の 10 領域で、ASPECT-DWI 分類では白質を加えた 11 領域で、いくつくらい白くなっているかを意味しています（**図 22**）。11 領域のうち残っているのが 8 領域以上あれば予後がいいです。やられていないところが多いと予後がいいっていうのは当たり前ですね。

　発症 4 時間半以内なら rt-PA 静注療法を実施して、血管の再開通を目指します。この患者さんはこれで劇的に良くなりました（**図 23**）。NIHSS が 1 点になって神経学的異常はほぼ消失。すぐに血管も全部、通りました。認知機能については、改訂長谷川式認知機能スケールで

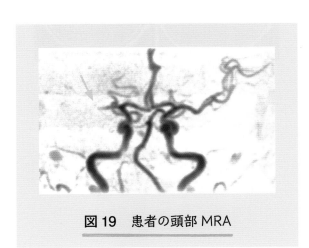

図 19　患者の頭部 MRA

28点まで回復して、家に帰りました。こんなふうに、rt-PAだけで非常にうまくいくケースもあるんですね。

ところが、うまくいかない人もいます。次の症例です。

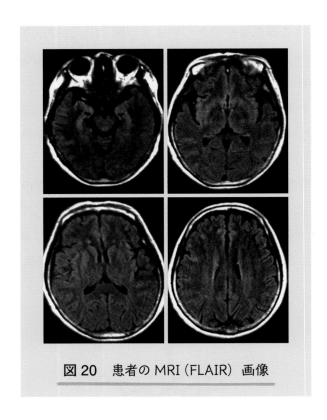

図20　患者のMRI（FLAIR）画像

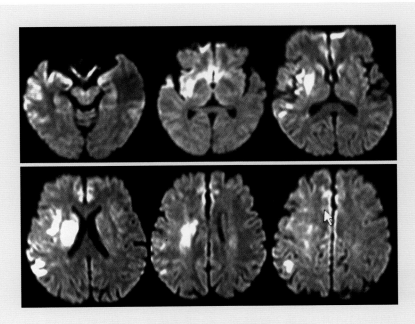

図21 患者の MRI 拡散強調画像

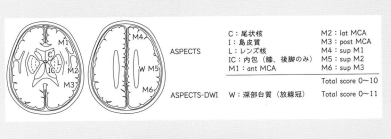

図22 ASPECT 分類

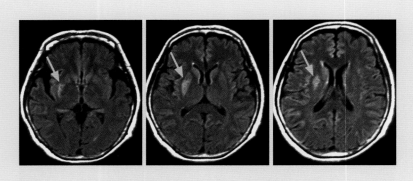

図 23　rt-PA 静注療法後の MRI 画像

症例6　80 歳代男性

【現病歴】3 月 3 日朝 7 時 45 分ごろ、自宅仏壇でお経を唱えているときに倒れた。救急搬送され、失語、麻痺を認めた。
【既往歴】慢性心不全、心房細動
【家族歴】なし
【生活歴】タバコ 20 本／日× 40 年、飲酒焼酎
【内服】ロサルタンカリウム・ヒドロクロロチアチド配合剤 1T
❖入院時現症
意識レベル JCS–10、うめき声のみで完全失語、右片麻痺上肢 0/5 下肢 2/5

○ rt-PA 投与後に出血性脳梗塞を発症

　これは、慎重にしておけばよかったという症例です。患者さんは 80 歳代の男性で、3 月 3 日の朝、お経を唱えているときに急に倒れた。失語

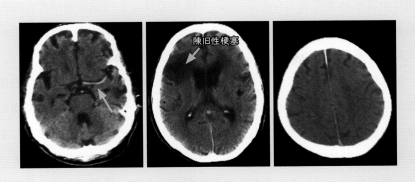

図 24　患者の CT 画像

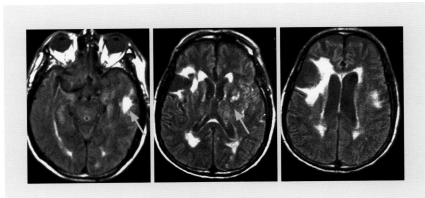

図 25　患者の MRI 画像

と麻痺があります。意識状態 JCS-10。右の麻痺がきつい。完全失語な
んです。NIHSS 22 点。CT で出血はありませんが、昔の脳梗塞もある
んですね（**図 24**）。MRI では脳梗塞も新しくできていないし（**図 25**）、
内頚動脈の閉塞はありませんが、rt-PA を実施しました。しかし、何時

間たってもあまり良くならなくて、MRAで見ると内頚動脈はだんだん開通してきたんですけども、rt-PAを投与して10時間後に急に血圧が上昇して意識レベルが低下し、瞳孔不同が生じたんです。

　出血性脳梗塞が起こりました。rt-PAだけだと、やっぱり出血性脳梗塞が起こるリスクがあるんです。出血性脳梗塞っていうのは、脳梗塞になった組織に血管が通ってしまいます。そしたら、血液が漏れ出てしまうんです。脳梗塞になる前に血流が回復していたら血液は循環しますけど、組織が死んでしまってから血管が開通すると、循環できずに出血が起こります。その結果、すさまじく頭蓋内圧が上がって、この患者さんは亡くなりました。年齢的に無理しなければよかったなという症例です。

○ 心原性脳塞栓症の看護のポイント

　心原性脳塞栓症は大きな梗塞が起こって予後不良です。それだけで亡くなる場合もあります。発症4.5時間以内に来院したらrt-PAを考慮しますが、出血性梗塞の危険性もあります。

　rt-PAができない場合、大梗塞が生じて2、3日目に脳が腫れてくることがあります。頭蓋内圧を下げる治療が行われて、右半球の場合は外科的減圧術が行われることもあります。

○ rt-PA静注療法の限界と血管内治療の導入

　最近はほとんど全例に血栓回収療法を実施しています。rt-PA主体の時代ではありません。なぜかっていうと、内頚動脈や中大脳動脈などの主幹動脈閉塞はなかなかrt-PAだけでは開通しないんです。rt-PAは1割ぐらいしか通らなくて、機械で通す必要があるということで、新しく血管内治療が導入されました。

→ メルシーリトリーバー、ペナンブラシステム、ステント型リトリーバー

　メルシーリトリーバーはまったくうまくいかなかったんですが、ペナンブラという掃除機みたいに吸い取るシステムや、今だとステント型リトリーバーというもので血栓を絡め取って引っ張ってくる方法もあります。これができてからものすごく成績が上がりました。皆さんもそういう講習があったらぜひ行ってみてほしいです。

症例7　**70 歳代男性**

【現病歴】9 月 30 日　6 時 20 分トイレに立った際は変わりなかったが帰ってくるときに左足が脱力し、つまづきそうになった。そのあと左上下肢の脱力がはっきりしてきたため、8 時に来院。CT ではっきりした出血はなく、超急性期脳梗塞ということで当科に紹介となった。
【既往歴】高血圧（未治療）、糖尿病
【生活歴】酒は飲まない、機会喫煙
【来院時】意識清明、右共同偏視、左顔面神経麻痺、左片麻痺、左感覚鈍麻、NIHSS=13/42

○ 機械的血栓回収療法

　この患者さんは 70 歳代の男性で、6 時 20 分にトイレに行ったときに左足が脱力して、8 時に来院しました。超急性期脳梗塞ということで紹介になっています。NIHSS 13 点。軽症ですね。この場合は脳梗塞はまったくできていなくて、右の MCA が詰まっているんですね（**図 26**）。この患者さんは脳神経外科医が MRI を撮って、rt-PA を静注しながらカテ室に運んでこられ、準備して待っていた脳神経内科医がペナンブラで回収しました。

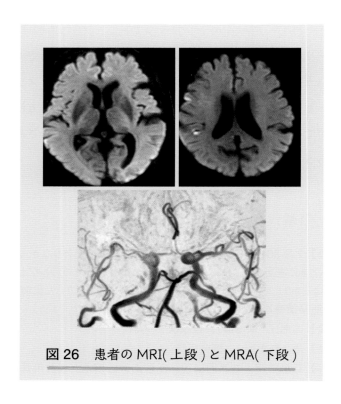

図 26　患者の MRI(上段) と MRA(下段)

　こんな大きな血栓はなかなか rt-PA では溶けないです（**図 27**）。

◎ 機械的血栓回収療法の看護のポイント

　機械的血栓回収療法は、現在はもう発症 16 時間までは施行可能になっています。しかし、さっき言ったように、残存血流が少なくなると脳梗塞になるまでのタイムリミットがありますので、なるべく早く実施したほうがいいです。NIHSS をできるだけ早くとって、次の治療に回します。NIHSS は 5 分以内にとれるように訓練しないといけないと思いますね。

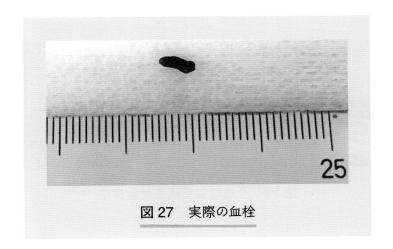

図 27　実際の血栓

○ 最新の脳卒中リハ

　最後に最新の脳卒中リハを紹介します。リハは皆さん、やっていると思います。うちの病院には、反復経頭蓋磁気刺激装置のあるリハ室があります（**図28**）。失語の患者さんでは、失語の領域の脳を電気刺激してからリハをすると、しゃべりやすくなるという効果があります。

　それから、ロボットスーツ HAL を使ったリハっていうのもやっていて、現在は保険適用もされています。例えば麻痺があって、ぶん回し歩行になっている患者さんは体の軸が歪んでいます。これを矯正するために、ギプスのようにロボットスーツを着けて歩かせるんですね。ロボットスーツには足を少し踏み出しかけたら勝手に動きを補助する装置が付いていて、体の軸が割と真っすぐになっているんです。重心計が付いていて、自分の重心がちゃんと両足の間にあるかどうかを確認できます。このリハを3カ月ぐらいやっている患者さんは反復横跳びができるようになりました。

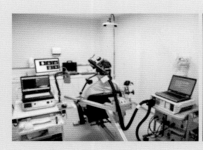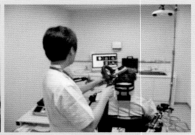

図 28　反復経頭蓋磁気刺激療法

　こういう経頭蓋磁気刺激や、ロボットスーツを使ったリハで、より患者さんの思うようにいくようにしてもらっています。脳梗塞の治療は以上です。

引用・参考文献
1）Johnston, SC. et al. Validation and refinement of scores to predict very early　stroke risk after fransient ischaemic attack. Lancet. 369（9558）, 2007, 283-92.
2）日本脳卒中学会脳卒中ガイドライン委員会編. "脳梗塞・TIA". 脳卒中治療ガイドライン2021. 東京, 協和企画, 2021, 96.
3）前掲書2）, 60.

頚動脈狭窄症

次は頸動脈狭窄症について説明します。皆さんの施設でも CAS（carotid artery stenting、頸動脈ステント留置術）と CEA（carotid endarterectomy、頸動脈内膜剥離術）はたくさん行われていると思います。コイルとステントはもう、世の中で最も多い脳神経外科の治療といえます。

現在は CEA ばかりしている施設と、CAS ばかりしている施設に分かれていて、バランスよくやっている施設はなかなかないような気がします。僕も最後に CEA をやったのはもう何年も前で、今はほとんど CAS でやっています。それでは、まずは CEA から見ていきたいと思います。

● CEA の正常経過と合併症

症例1　60 歳代男性

【現病歴】会社役員。11 月に突然左半身の脱力と構音障害を生じ、福井大学病院脳神経内科に入院。リハビリ後、独力で歩行が可能となり、脳梗塞予防の手術を受けるため、脳神経外科を受診。
【既往歴】高血圧、痛風（＋）、糖尿病、脂質異常症（－）
【家族歴】特記すべきことなし

○ 頸動脈狭窄症

患者さんは 60 歳代の会社役員の男性です。頸動脈狭窄症はグルメな脂質異常症の人がなりやすいので、こういった社会的地位の高い人も多いです。11 月に突然、左半身の脱力と構音障害で脳神経内科に入院

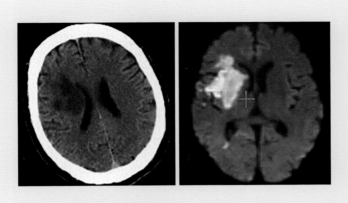

図1　患者の CT 画像（左）と MRI 画像（右）

しています。僕らの大学では脳梗塞は脳神経内科が診て、脳出血は脳神経外科が診ますが、皆さんの施設はどうですか。

　脳卒中の割合は脳梗塞：脳出血が7：3ですから、僕らは3割しか診なくて、rt-PA や手術したり血栓溶解したりする場合だけ、脳神経内科が相談してくれるので助かります。

　患者さんは脳神経内科に入院して、点滴治療などで歩けるようになっています。**図1**のように横に古い脳梗塞があり、高血圧、痛風、糖尿病の既往があります。

○ 外頚動脈と内頚動脈の違い

　この患者さんは内頚動脈の高度狭窄です（**図2**）。内頚動脈が詰まっているんです。総頚動脈は外頚動脈と内頚動脈に分かれますが、「どっちが外頚動脈で、どっちが内頚動脈？」っていつも学生に聞くんです。外側にあるのが外頚とか、後ろ側にあるのが内頚とか、いろいろ覚える

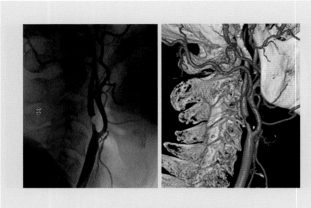

図2　患者の頚動脈画像

ようになっていますが、"枝があるのが外頚動脈"と覚えてください。内頚動脈は、首のところにまったく枝がありません。内頚動脈は"枝がない頚動脈"と覚えてくださいね。

　外頚動脈は脳を栄養しないので細くなろうが詰まろうが何も問題ありませんが、内頚動脈は困ります。だって、脳を栄養するんですから。

○ 狭窄率の測定法

　患者さんは内頚動脈に狭窄があって、遠位部が6.2mm。一番細いところが1.1mmですね。総頚動脈が8.4mmあります。2時間目で脳内出血の血腫の大きさは、縦×横×高さ÷2で計算すると教えましたけども、今回の狭窄率も覚えましょう。図3のようにbの数値がわかっていて、現状の血管径をaとしたとき、(b-a)/b×100が狭窄率になります。

　ところが、狭窄部分を何mmにするかってかなり自由に決められちゃいますよね。もともとの血管がこれと同じぐらい細くなってきたと考

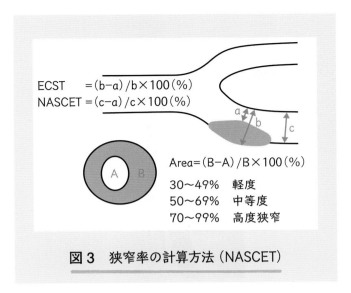

$$ECST = (b-a)/b \times 100 (\%)$$
$$NASCET = (c-a)/c \times 100 (\%)$$

$$Area = (B-A)/B \times 100 (\%)$$

30〜49%　軽度
50〜69%　中等度
70〜99%　高度狭窄

図3　狭窄率の計算方法（NASCET）

えると、架空の値が入れられてしまうので、人によってばらつきが出すぎる。それで、仕方なく遠位部の値をもともとの径cにするという規則になり、(c-a)/c × 100 を狭窄率にすると決まっています。この患者さんの場合だと (6.2-1.1) ÷ 6.2 × 100 = 82%となります **（図4）**。

◯ 外科的手術の適応基準

　50%未満の狭窄を軽度狭窄、50〜69%を中等度狭窄、70〜99%を高度狭窄、100%は閉塞と定義しています。

　外科的手術の適応については過去の試験結果に基づき、合併症が6%未満の場合は症候性の内頚動脈の狭窄率70%以上、合併症3%未満で無症候性の場合は狭窄率80%以上とされています。

　現在は、無症候性はなかなか脳梗塞にならないことがわかっており、アスピリンしかなかった昔とは違ってクロピドグレルなどのいい薬がた

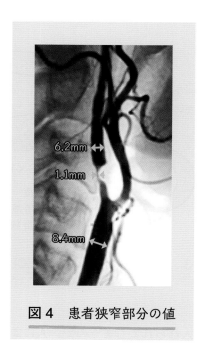

図4　患者狭窄部分の値

くさん出てきています。そのため、無症候性の患者さんについては、フォローしているときにどんどん狭窄が進行してきたり（進行性）、中のプラークが脂ぎっていたり塞栓が飛びそうだったり（脆弱プラーク）、そういった悪化条件がある場合に限って治療を行うほうがいいのではないかということになっています。たまたまエコーなどで見つかったから、「はい手術」ってことにはならないです。

　脳梗塞が1回起こっているこの患者さんの場合は症候性なので、上記の「70％以上の狭窄率でCEA」の適応に沿います。

○ CEA の実際と注意点

　内頚動脈剥離術の方法はいろいろあるんですけど、僕らは経鼻挿管を

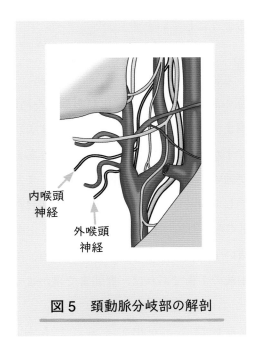

図5　頚動脈分岐部の解剖

します。なぜかというと、顎の下のスペースで手術するので、経口挿管だと口が開くために手術スペースがすこし狭くなってしまうんですよね。

　経鼻挿管は上手に挿管しないと、鼻血が出ることがあります。後でヘパリン化するので鼻血がたくさん出ると大変になります。

→ CEA 後の注意点

　経鼻挿管をしますから、術後、鼻からすぐ抜くと、鼻出血が起こる可能性があります。また、創部に血腫がたまると息が苦しくなってくる可能性があります。

　さらに、頚動脈の分かれ目には内喉頭神経と外喉頭神経があります（図5）。ここを傷つけると喉頭が動きにくくなって、術後に声がかすれたり、飲み込みが悪くなったりします。そのため、できるだけ、はさみ

195

での操作は控えるようにしています。

◯ 周術期管理

　内頚動脈狭窄症の患者さんは動脈硬化がある人や高齢者が多いので、術後すぐに目を醒ますと血圧が非常に上がるんですよ。それで、うちの病院は独特なんですが、ヘパリンは中和せず、とりあえず1回麻酔から覚醒させて手足が動いているかなどを確認したら、またしばらく寝てもらっています。そして何時間かたってヘパリンが切れたころに起きてもらいます。6時間ぐらいたって目を醒ますと、もう止血も完成しているので経鼻挿管を抜いても鼻血も出ません。そのため、午前中なら夕方ごろに抜き、夜、午後の手術であれば、翌朝まで寝かせてからやっています。

　後から過灌流症候群などが出てくることもあるので、血圧は140mmHg以下と低めに保ちます。

症例2 60 歳代男性

【現病歴】トラックの運転手。他院で行われた脳ドックで左内頚動脈狭窄を指摘されて、同院脳神経内科で年1回フォローされていた。2年後の検査でPSV 355cmと著明な狭窄の進行があり当院を受診
【既往歴】狭心症にてPCI、高血圧、脂質異常症
【検査所見】脳血管撮影：左内頚動脈狭窄　NASCET 88%、MRI：脳梗塞なし、SPECT：脳血流低下なし
❖入院時現症
意識清明、血圧 137/75mmHg、脈拍 70、麻痺なし

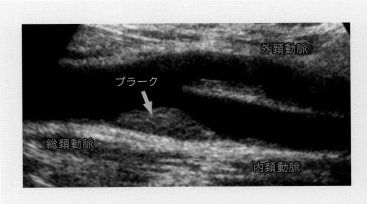

図6　患者のエコー画像

○ 無症候性内頚動脈狭窄症

　次は無症候性の症例ですね。脳ドックでもともと内頚動脈狭窄症を指摘された、60歳代のトラックの運転手です。年1回はフォローされていて、だんだんプラークが膨れてきたので、治療したらどうですかということで、こちらに回ってきました（**図6**）。もともと心臓の狭心症でPCIを受けています。頚動脈狭窄症の患者さんの20％ぐらいは心臓にも狭窄があって、20％ぐらいは足にも狭窄があります。みんな合併症ですね。

➡ 内頚動脈狭窄症が男性に多い理由

　ちなみに、女性で内頚動脈狭窄症を発症してCASしないといけない患者さんは予後不良です。女の人は女性ホルモンがありますよね。エストロゲンという女性ホルモンのおかげで、女性は血液なんかも非常にきれいになるシステムを持っているので、基本的にあまりコレステロールはたまってきません。内頚動脈狭窄症を発症するのはたいてい男性なん

です。女性で心筋梗塞を起こしたり内頚動脈狭窄症で脳梗塞を起こしたりするということは、女性ホルモンを抑える薬、いわゆるピルなどを飲んでいたり、相当喫煙していたりといった原因があります。あらゆる生物でメスのほうが長生きなのは、圧倒的にメスのほうが血管が詰まりにくいからですね。この患者さんも男性です。

○ 超音波検査に映りにくい内頚動脈の狭窄を調べる方法

　日本人は基本的に首が短い民族ですので、超音波検査ではなかなか内頚動脈と外頚動脈がきれいに見えません。外国人は首が長いんで超音波ですぐ見えるんですけれども。

　では、どうやって超音波検査で血管の狭窄を調べるか。水が流れる管をぎゅうっと細くすると、細くした部分の水流のスピードが上がってきて、遠くまで水が飛んでいきますね。同じように、頚動脈も細くなると血流のスピードが速くなるので、そのスピードを測定すればよいのです（図7）。すこし画像が見えづらくてもスピードは測れますから問題ありません。

→ 狭窄部のすぐ後の血流スピードを測定

　血流のスピードが1秒間に1.5m以上だと狭窄率は50％ぐらい、2m以上だと70％ぐらいになってきます。100％の狭窄、つまり閉塞すると、当たり前ですが0になります。図7のようにPS（収縮期最大血流速度〔peak systolic velocity：PSV〕）という文字と数字が出ているはずです。これが3桁になっていたら、その患者さんの血管はだいぶ細いですね。30とか20であれば全然大丈夫、100になってくるとだいぶ細くなってきている、200になったらもうすぐ手術、というぐらいの感覚でいてもらいたいですね。

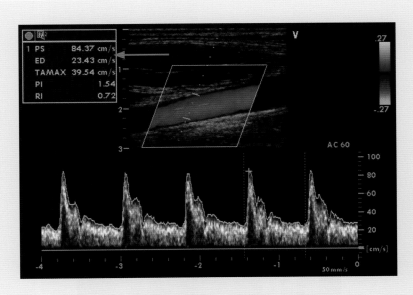

図7　患者のパルスドプラ血流検査画像

　内頚動脈狭窄症の手術適応は70％でしたから、200を超えると手術適応です。この患者さんはPSV355ですから非常に高いわけです。

→ 無症候性内頚動脈88％狭窄でCEAを実施

　血管撮影をすると脳血流は低下しておらず、NASCET88％の狭窄でした（**図8**）。患者さんは超音波検査でどんどん進行しており、もう88％の狭窄になっているので、CEAを行います。

　先ほど説明しましたが、狭窄率の進行のほかにプラークを調べて、プラークの中が脂っぽかったら治療しましょうとなっています。その方法には、特殊な検査ですがブラックブラッド法（BB法）というものがあります（**図9**）。T1BB法で白くなっていると血栓があります。T2BB

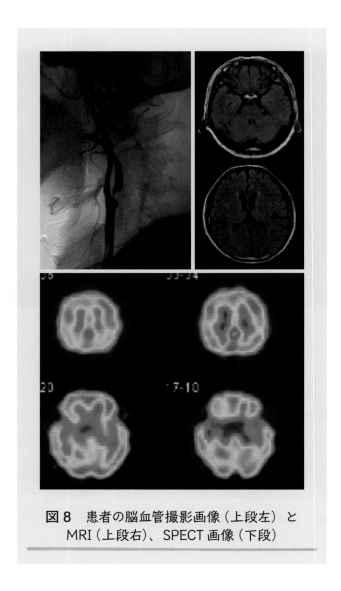

図8　患者の脳血管撮影画像（上段左）と
MRI（上段右）、SPECT 画像（下段）

法で白くなっていると脂肪がたまっているといわれています。血栓や脂
肪のどちらにしても、たくさんたまっているプラークは脳梗塞を起こし

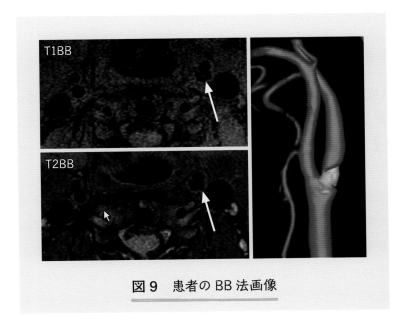

図9　患者の BB 法画像

やすいので気を付けなければいけません。この患者さんの CT、血管撮影を見ると石灰がたまっているので、すこし硬いということですね。

◯ CEA の効果を示した大規模スタディ

　CEA は、1960 年代にアメリカで大規模な臨床試験が行われました。NASCET（North American Symptomatic Carotid Endarterectomy Trial）とは 1991 年に行われた北アメリカ症候性内頸動脈内膜剥離術の試験をいいます[1]。この NASCET では、70％以上の狭窄率の患者さんに対し、323 人はアスピリンだけ、455 人は手術してアスピリンを服用したんですね。すると 3 年間で脳梗塞の発生率が 16.8：2.8 とだいぶ差が開いたんです。それから、重症の脳梗塞、致死的な同側脳卒中、死亡。これらも差が開いたので、狭窄率 70～99％の患者さんは手術したほう

がいいのではないかということになりました。

○ 無症候性内頚動脈狭窄症のエビデンス

NASCET に参加したのは、2年間で50件以上の CEA をしていて、合併症と死亡率が6%未満の施設と、重症のがんなどを併発していない79歳までの患者さんでした。しかし、無症候性になると、エビデンスはかなり低いんです。

無症候性はいろんなスタディがあるんですけど、手術しない場合と手術した場合で脳梗塞になる確率は11%と5%でした。たしかに手術するほうが発生率は少ないですがたかだか2倍、タバコを吸って肺がんになるのと同じぐらいの確率です。NASCET のように5倍とかの差が開いているわけではないんです。そのため、手術したからといって手術しない場合と比べて脳梗塞になる確率が何分の1に下がるというわけではないんですね。ということで、無症候性の場合はやっぱり進行とか、いろいろなものを考えて行うことになっています。

○ CEA 術後の正常経過と看護のポイント

CEA の術後は鎮静し、血圧管理と頚部腫脹、鼻出血などに注意します。血圧を下げるということですね。意識が醒めたら、麻痺や失語をチェックしてください。

頚動脈遮断の影響で、軽い筋力左右差はよくあります。もともと脳梗塞の患者さんは手術と反対側の手足が動きにくいはずですね。そのため術後は、その左右差がすこし大きくなります。術後、すこし麻痺が強くなっていると感じても、動いていたら大丈夫です。完全麻痺でなければ問題ありません。そういう症状は一過性で良くなります。

脳神経麻痺などの合併症が出ることもあります。術後1週間は血圧を上げないように注意します。

CEA の術後に急に右上下肢の脱力発作が出現

次は、CEA 術後の異常な経過を見ていきたいと思います。

症例3 70 歳代男性

【現病歴】自営業、3 年前に引退。3 カ月前に右放線冠に脳梗塞を生じたが、症状は一過性の左片麻痺で終わった。その際に左内頚動脈高度狭窄を指摘され、今回 CEA 目的に入院。
【既往歴】AMI に対して PCI、冠動脈バイパス手術、糖尿病、高血圧、脂質異常症、完全 AVB によりペースメーカー留置（MRI 不可能）

○ 手術が難しい高位病変

症例は 70 歳代の男性です。もともと脳梗塞があったけれども、症状は一過性の左片麻痺でした。左の内頚動脈狭窄症を指摘されて、今回、手術目的に入院してきました。左の内頚動脈狭窄症の患者さんですね（図10）。問題は病変の位置が高いことです（図11）。

図11 の白い部分が顎の骨です。内頚動脈の分岐部は頚椎の C3 ぐらいの高さなんですね。プラークの遠位が C2、3 くらいの位置なので、すこし高位病変なんです。

下顎角と乳様突起をつなぐマストイド・マンデブラーラインより下の

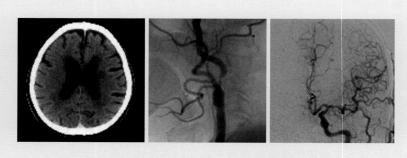

図 10　患者の CT 画像（左）と脳血管撮影画像（中、右）

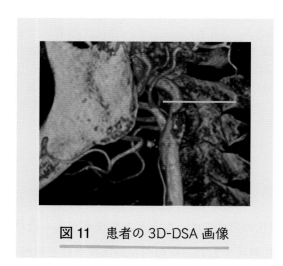

図 11　患者の 3D-DSA 画像

部分は CEA が可能な範囲で、それよりも上に病気があるので手術しにくい場所ですね。

術後右上下肢脱力の TIA 頻回、なぜ？

手術で切開してプラークを除去しようと試みましたが高い位置にある

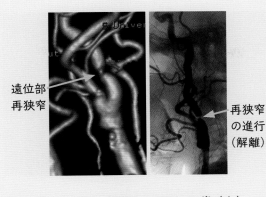

遠位部
再狭窄

再狭窄
の進行
（解離）

**図 12　術後 1 週間目の CTA 画像（左）と
さらに 2 週間後の DSA 画像（右）**

プラークに到達できないので、**図 11** にある━までのプラークを除去し
て閉じたんです。ようするに、完全にプラークを切除できなかったんで
す。どうなると思いますか。

　右上下肢の TIA が何回か起こりました。それで、術後 1 週間目に
CTA を撮ると、遠位部が細くなっているんです（**図 12**）。さらに 2 週
間後には非常に細くなっています。再狭窄が進行し、解離しているんで
す。

◯ 術後に遠位部解離、対応はどうする？

　ほっといたらまた詰まってしまいます。結局、解離はどうして治すか
というと、ステントを留置します。ステントを置いてもらって何とか広
がりました（**図 13**）。ようするに、高位病変は CAS でしないと、CEA
でするのは難しいということですね。

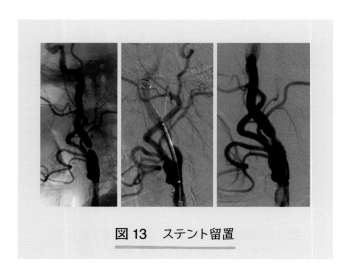

図 13　ステント留置

→ CEA 後に 50% 以上の再狭窄が生じた場合は CAS を検討

　CEA 後に再狭窄する確率はだいたい 4〜5% で、術後半年〜1 年ぐらいで生じるといわれています。しかし多くの場合は、多少再狭窄しても問題になりません。再狭窄で再治療が必要なのは、50% 以上再狭窄した場合です。その場合は、CAS を行うしかありません。CEA 後の再治療を CEA で行うのはほとんど不可能ですね。今回のようにプラークの不十分な摘出ですと、遠位部の血管の急性解離が起こります。そうすると、脳梗塞が生じますので、緊急で CAS になります。

パッチグラフトとタッキング縫合

症例4　60歳代男性

【現病歴】シルバー人材組合の組合長。8年前から左内頚動脈狭窄症を指摘されていたが年々進行し、今回の測定で NASCET70% に達してきたため、CEA を希望し入院。
【既往歴】狭心症（冠動脈バイパス手術）、糖尿病、高血圧

○ 内視鏡的伏在静脈摘出術

　症例3で遠位部再狭窄が生じたことを踏まえて、この症例では別の方法を考えました。患者さんは60歳代の男性で、シルバー人材組合の組合長さんです。8年前から内頚動脈狭窄症を指摘されていましたが、徐々に進行して70%に達したので入院しました。もともと冠動脈のバイパス手術をされています。この患者さんは頚動脈がだいぶ上のほうまでガタガタなんです（図14）。C2のところなんか、術後解離を起こした症例3と同じです。

　今はもうステントするのがいいと思いますけど、このころは頑張ってCEAをしていたんで、CEAでやってみようということになったんですね。この前は血管がほとんど詰まりかかっていましたので、この症例ではどうしたかというと、内頚動脈にパッチを当てたんです。血管自体をものすごく太くしたわけです。足の内ももや内側のくるぶしのところにある伏在静脈を20cm弱、内視鏡で取りました。普通に切っても取れま

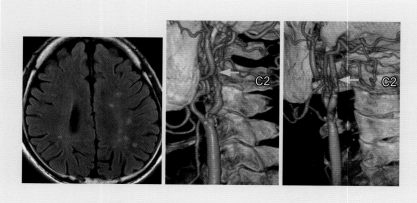

図 14　患者の MRI（左）と 3D-DSA（中、右）

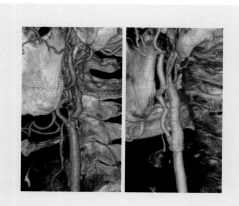

図 15　術前（左）と術後（右）の 3D-DSA 画像

すが、内視鏡で取ると足の創がきわめて小さくなります。

　症例3と同じように遠位部にもプラークが残っているので、今回はこの静脈を舟形に切り、血管を太くしたんです。人工血管のパッチでもいいといわれています。そうすると、血管がものすごく太くなりました

（図 15）。それで解離することなく手術が終わりました。

○ 内シャント、静脈パッチやタッキング縫合などをした ほうが成績が良い？

　内シャントやタッキング縫合、静脈パッチを置くという特殊技術は、全例これをしないといけないとは決まっていないので、施設によってする、しないはさまざまです。

　遮断が問題になるケースはほとんどないですが、内シャントを入れると高位病変の処理が非常にしにくくなるので、全例置かないという施設もあれば、全例置くという施設もあり、選択的に入れるという施設もあります。静脈パッチを当てたりする施設もあれば、そうでない施設もあります。施設によって考え方は分かれていますが、内シャント、静脈パッチやタッキング縫合などをしたほうが成績が良いかはわかっていません。

○ 本症例の経過

　患者さんは、内頚動脈を遠くまで出していたために神経が傷つき、そのせいで喉の動きが悪くなって喉頭が完全に閉まらなくて、かすれた声（嗄声）になりました。

　それでどうしたかというと、喉頭にコラーゲンを注射して膨らませて喉を閉じさせる方法もありますが、今回は耳鼻科で喉を切って、喉仏をぐっと寄せるっていう喉頭形成術をしました。患者さんはその後カラオケも歌えるようになっていました。

　喉頭形成術は耳鼻科の医師全員ができるわけではないので、万が一、こういうことが起こったら、この手術ができる耳鼻科の先生を僕らは押さえています。

○ CEA 後に生じる脳神経麻痺

　この症例では CEA 後に喉頭神経の麻痺が生じましたが、ほかにどんな脳神経麻痺が生じるでしょうか。

　まず、切開するときに大耳介神経を切断すると、耳たぶの後ろがぴりぴりしびれます。この神経をつながない限り治らないので、プレガバリンなどの神経遮断薬を服用させている施設が多いんじゃないでしょうかね。

　それから、先ほど言ったように、舌咽神経とか舌下神経、迷走神経が傷つくと喉の動きが悪くなったり、舌が歪んだり、喉頭の麻痺が起こったりします。

　だから、正直言って、大事な部分以外はあまり神経を露出しないほうがいいんじゃないかというのが僕らの意見です。昔から、CEA は末梢神経障害が出て CAS は出ない、それが CEA のよくないところだと散々いわれてきたんですけど、最近の報告を見ると、やっぱり外科側も勉強しているので、CEA で末梢神経障害はそんなに出なくなっているようですね。

　顔面神経や末梢神経の障害で、口が動きにくい、下唇が動きにくいという麻痺もありますが、これも今はけっこう治ってきています。

　それでは、一番重篤な合併症である過灌流症候群を勉強しましょう。

CEA の術前に何度も TIA を発症、いつ CEA する？

症例5　60 歳代男性

【現病歴】無職。20XX 年 4 月より、毎日のように右上下肢脱力を自覚し、5 月 1 日に他院を受診するも診断がつかず、5 月 18 日に頚動脈エコーで内頚動脈狭窄を指摘され当科に紹介。
【既往歴】糖尿病、高血圧、脂質異常症、狭心症（PCI）

○ 連日、右上下肢の脱力発作が生じる内頚動脈狭窄症

　患者さんは 60 歳代の男性です。20XX 年 4 月から毎日のように、毎日ですよ、右の手足に力が入りにくいという脱力の発作が起こっていて、ほかの病院でなかなか診断がつかず、5 月の中ごろにやっと「あんた、首の血管が細くなってるわ」と内頚動脈狭窄が発見されました。脳血管撮影では 99％狭窄（**図 16**）。ほとんど詰まっているんです。脳梗塞はできていません。

　ところが、脳血流は右に比べて左がすごく下がってます（**図 17**）。脳血流が不足しているので、これは血行力学的脳虚血です。頚動脈の狭窄は、ほとんどの患者さんは塞栓源として脳梗塞を起こすんですが、たまにこのように血行力学的脳虚血の場合もあります。

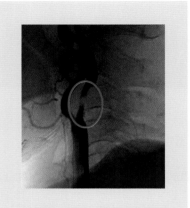

図 16　患者の脳血管撮影

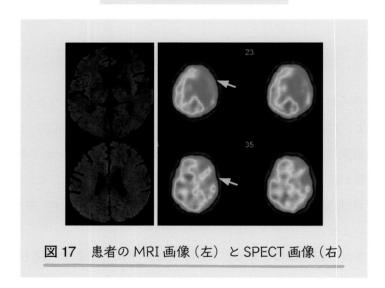

図 17　患者の MRI 画像（左）と SPECT 画像（右）

○ 頚動脈狭窄症で神経学的に不安定な状態
～Crescendo TIA（一過性脳虚血発作）～

　内頚動脈狭窄症で神経学的に不安定なことを何というでしょう。この

ようにだんだん強くなる TIA を Crescendo TIA といい、そのなかでも脳梗塞が出てくるものを進行性脳梗塞、Progressing stroke といいます。この状態で CEA をするのは最も危険です。合併症率が 16.2% で死亡率も上がると、CEA をたくさんやっている Sundt 先生が昔、教科書に書かれていました。

→ 忘れられない Crescendo TIA の症例

いつもお話しするんですけど、私が倉敷の病院に勤めていたころのことだから今から 30 年近く前ですね。そのときに、脳神経外科病棟の看護師さんのお母さんが、この Crescendo TIA になったんです。毎日、麻痺を起こして内頚動脈の高度狭窄もあったんです。僕の先輩が主治医でしたが、なるべく早く血管を広げたほうがいいということで、合併症率は高いですが CEA を緊急でやったんですね。すると術後に麻酔から醒めない。まったく目を覚まさないんです。

どうなったんだと思って CT を撮ったら、頭の中に大きな出血ができているんです。これはもう命にかかわるというので、脳内血腫除去術を引き続きやったんですね。ところが、今度はまったく血が止まらないんです。

ようするに、脳梗塞になりかけの脳に血管を広げてばあんと血液を通したから血流がものすごい勢いで入ってきたんです。凝固してもなかなか血が止まらないんですね。結局、頭の中で内頚動脈をクリップで留めるしかありませんでした。せっかく CEA で開けたところを閉じて、血腫除去して血は止まりましたが、その患者さんは亡くなりました。毎日脱力発作があるから、早く手術してあげたほうがいいと思ったんですが、逆に手術することによって命を縮めてしまった症例です。

→ 脳出血のリスクを重視し、発作がなくなるまで手術しないという
選択

　この症例も同じです。毎日、脱力発作が起こっている患者さんに手術
をすることは可能ですけども、やっぱり大出血が起こる可能性も０じゃ
ないんですね。僕は昔１回経験してから、ずっとそれが頭にあるんです。
脳梗塞になっても、血行力学的脳虚血になっても亡くなりませんが、脳
出血が起こると亡くなってしまう可能性があるわけです。

　手術しても大丈夫という先生もいます。でも、非常に少ない確率です
けども、手術で亡くなる患者さんもいますので、僕は発作がなくなるま
で絶対に手術しません。

　CEA と CAS は、脳梗塞を予防する手術です。しかし、脳梗塞は死ぬ
病気ではありません。その点がくも膜下出血とは全然違います。脳梗塞
の予防手術をして患者さんが亡くなるのは非常によくないと僕は思って
います。

◯ 本症例の治療と CEA

　それで、この患者さんは毎日 TIA が起こっているんですけども、点
滴などでずっと保存的に治療して様子を見ました。デキストラン、アル
ガトロバンを投与しているんですけど、発作はときどき起こっています。
右の上下肢の麻痺が生じて、21 日目に小さな脳梗塞が出てきました。
血行力学的脳虚血の、オリオン座のような脳梗塞です（**図 18**）。

　ヘパリンを足して発作がなくなったのを確認し、さらに最終の発作か
ら 35 日目まで待って安定してきたタイミングで CEA をしました。

　3 週間以上様子を見て CEA をしたんです。CEA 自体はたいして難し
くなく、普通に血管を切り開いて内膜を剥離し、プラークを取って、血

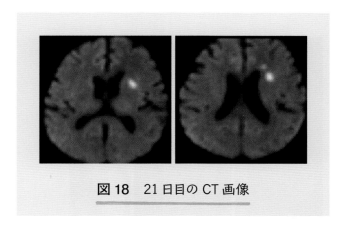

図18　21日目のCT画像

管を縫い直しました。術後、血液も流れてめでたしめでたし。

　と思うでしょう。ところが、そうではなかったんです。

◯ 術翌日に抜管すると失語になっていたのはどうして？

　手術まで十分に時間を置いたにもかかわらず、術後、麻酔が醒めると患者さんは完全失語になっていました。

　どうしてこんなことになったんだろうということで、まず脳のMRIを撮って見ると脳梗塞はありません。どこにも白いところが見えないんです。ところが、内頸動脈はきちんと流れているのに、左半球の脳血流が右に比べると非常に増えています。これがCEA後に生じる一番重篤な合併症である過灌流症候群です（**図19**）。

➡ 過灌流症候群とは

　内頸動脈の術後に血流増加率が100％以上になっている、つまり術前の倍以上になっていることを過灌流といいます。てんかんや頭痛が起こったり、ほおっておくとまた出血したりするので、血圧を非常に低くしてコントロールします。

215

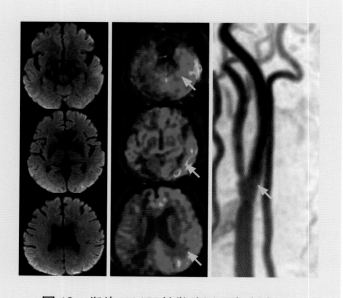

図 19　術後の MRI 拡散強調画像（左）と ASL 画像（中）、MRA 画像（右）

⭕ 本症例の術後経過

　脳の画像を見ると、術後5日目はまだ脳血流が多すぎますね（**図 20**）。7日目にはだいぶ改善してしゃべれるようになり、19日目には左右差がなくなって何とか元に戻りました（**図 20**）。

　TIA の発作がなくなり無症状になって、さらに1カ月間たってから手術を行っても、こういう症状が出るんですね。だから、神経学的に不安定な患者さんを手術するときはよほど気を付けないといけません。出血すると本当に亡くなってしまいますから、少なくとも血圧をしっかり下げることが大事です。

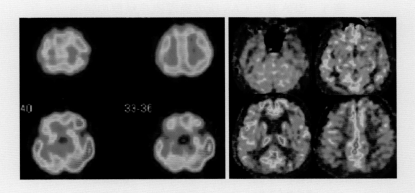

図 20 術後 5 日目の SPECT 画像（左）と
19 日目の ASL 画像（右）

○ Crescendo TIA でない場合

欧米のプロトコールを見ると、基本的には脳梗塞から 14 日以内に手術するよう推奨されています。そして、その場合は CAS より CEA のほうが成績がいいといわれています。とくに 70 歳以上の高齢の患者さんには CEA のほうがいいです。

しかし、どんどん発作が起こって不安定な人は非常に危険な症例もあるので、気を付けないといけないですね。

○ CEA 後の過灌流症候群

CEA 後の過灌流症候群（**表1**）の好発時期は 6 日後、すこし遅れて出る場合が多いといわれています。脳の血流が 2 倍になることで頭痛やけいれん、脳出血が起こりますが、脳内出血の発症率は多く見て 2% 程度で、ほとんどは起こりません。しかし、発症したら致死率は高く、60

表1　CEA後とCAS後の過灌流症候群の特徴

	CEA後	CAS後
頻度	1.1%	1.9%
好発時期	6日後	12時間以内
症状	片頭痛様の頭痛、顔面痛、眼球痛、けいれん、嘔吐、意識混濁、視力障害、脳内出血	同左
脳出血	脳内出血（0.3〜2%） （致死率高い36〜63%）	脳内出血 くも膜下出血もある
危険因子	神経学的不安定 重症血流不全	術後高血圧 重症血流不全

%を超える報告もあります。つまり半数ぐらいは亡くなってしまう可能性があるということなので、僕は絶対、過灌流症候群を起こさないよう、危険な患者さんはなるべくすこし待ってからCEAをやるようにしています。

　ちなみにCASの後でも過灌流症候群は起こりますが、その場合は、そんなにきつくならないですね。

◯ CEA術後の看護のポイント

　CEA術後で最も番心配なのは過灌流症候群です。これが起こると死亡することもあります。だから、過灌流障害を絶対に起こさないことが大切です。危険性がある場合は、十分慎重に手術し、血圧を下げることですね。CEAの術後は血圧を絶対に上げない。すこし違うんですけど、CASって血管を広げた後に血圧が下がることが多いでしょう。下がりすぎてみんな一生懸命上げていますが、そのおかげで過灌流が起こりに

くいというのかなあと思います。

　術後1日以内は頚動脈閉塞やてんかん、頚部の血腫、鼻血に注意してください。

　脳神経麻痺については、耳の後ろのしびれ、飲み込みにくさ、かすれ声、舌や顔の歪みがないか観察します。

　忘れてはいけないのは、過灌流症候群は術後6日目ぐらいにも起こってくることがあるということですね。そのため、脳血流が増え過ぎてけいれんが起こったり、頭痛が起こったりしたら、それは非常に大事な症状なので気を付けなきゃいけません。

CAS の基本術式

CAS（頚動脈ステント留置術）の手技

　CAS の手技を見たことはありますか。1時間半ぐらいで終わります。

　絶対しておかないといけないのは、DAPT（抗血小板薬2剤併用療法）です。だいたいはアスピリンとクロピドグレルの2剤です。これはなぜかというと、2剤と1剤での試験では、2剤のほうが圧倒的に合併症が少なかったためです。もし1剤しか入っていない場合は、よほど何らかの理由があるか、忘れているかのどちらかです。

　また、脈が落ちたり血圧を下げたりする頚動脈反射に備えて、体外ペーシングを用意したりする場合もあります。ヘパリンなどで十分に局所麻酔をします。

CAS と CEA はどうやって使い分けする?

プラークイメージングがとても重要

頑張れば全部 CAS でできたり、全部 CEA でできたりはしますが、プラークイメージングで決めるのがいいのではないかと思います（図21）。

プラークに脂肪が多く、たくさん血栓がある場合は CEA

さきほど言ったように、T1BB で白ければ血栓がたくさんあり、T2BB で白ければ脂質が多いということになります。血栓や脂質がたくさんある場合はフィルターワイヤーでつかまえ切れないので、CAS ではなく CEA をするというように決めます。

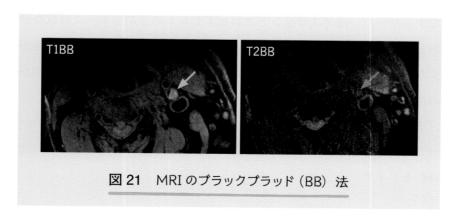

図 21　MRI のブラックブラッド（BB）法

⊘ ステント操作やカテーテル挿入ルートに難がある場合は CEA

石灰化が強いプラークの場合はステントが広がりませんから、CEA が無難です。CAS をやるなら、練習を十分しないと無理ですね。

また、足の血管が人工血管につながっていてカテーテルが入れられない場合は、手から入れるか、あるいは CEA をするほうがいいですね。

● CAS の合併症

症例6　70 歳代男性

【現病歴】複視の精査で偶然発見された無症候性左内頚動脈狭窄。反対側も 5 年前に CAS を施行。

【既往歴】複視はフィッシャー症候群の疑いがもたれたが自然軽快。高血圧、糖尿病なし。左 CAS 施行。

⊘ 低血圧による腎機能低下

この患者さんは 70 歳代の男性で、無症候性の左内頚動脈狭窄症が発見されました（**図22**）。5 年前には右内頚動脈に CAS をしているんですね。

術中、術後から 40 台の徐脈になって、血圧も 70mmHg 台に下がりました。これは、血管迷走神経反射、頚動脈反射による徐脈と低血圧で

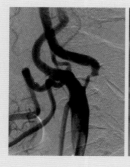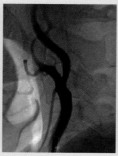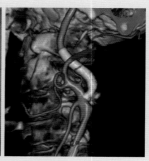

図22 術前の脳血管撮影画像（左）と術後の脳血管撮影画像（中）、3D-DSA 画像（右）

す。こうした場合は硫酸アトロピンを打ち、脈を速くします。それから、ドパミンを点滴して、カテコラミンを点滴して、昇圧します。場合によっては経皮のペースメーカーを使うこともあります。

　ただ、この患者さんはもともと腎機能も悪く、造影剤のせいでクレアチニンが4.3まで下がったことで急性腎不全になり、1週間ICUで透析をしていました。このように、血圧の低下と造影剤による腎臓への負担で腎不全を起こす患者さんもいます。CASの術後は尿量にも注意しましょう。

症例7 70歳代男性

【現病歴】造り酒屋を営む。2年前から内科で左内頚動脈狭窄症を指摘され、徐々に進行。今回精査加療目的に当科に紹介。
【既往歴】AMIに対してPCI、その翌年に冠動脈バイパス手術、糖尿病、高血圧、脂質異常症、心房細動がありワーファリン服用。

○ 穿刺部血腫、後腹膜血腫

　次は70歳代男性、造り酒屋のご主人です。2年前から内科で左内頚動脈狭窄症を指摘されて、狭窄が進行してきました。この患者さんも心臓のステントを置いて、その翌年に心臓の手術をしています。心房細動（Af）があって、ワーファリンを服用。**図23**のように内頚動脈狭窄症があり、脳梗塞はありません。

　プラークイメージング（**図24**）では、すこし白いところもありますが問題ありません、3D-DSA画像（**図25**）では石灰化もなく足も問題ありません。プラークが少ないのでステントで全然いけるだろうと思ってCASをしました。

　ステント留置後、帰室すると血圧が70mmHg台しかありません。しかも、鼠径部が腫れています。何が起こったのかというと、後腹膜血腫ができていました（**図26**）。鼠径部はすこししか腫れてないんですけど

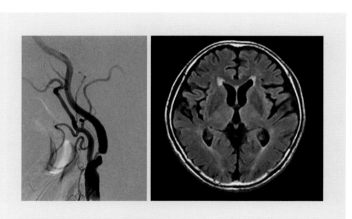

図23　患者のDSA画像（左）とMRI画像（右）

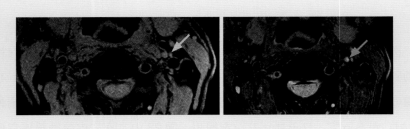

図24　患者のT1BB画像とT2BB画像

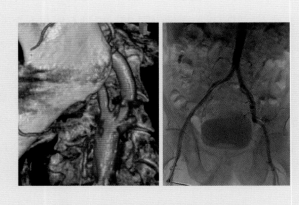

図25　3D-DSA画像（左）と
下肢の血管撮影（右）

も、造影すると造影剤の漏れがあり、後腹膜のほうにけっこう大きな血腫がたまってヘモグロビン7.9まで下がっていました。もう一度、大腿動脈を圧迫して、輸血をしました。

　この穿刺部血腫は、睾丸の裏側や後腹部に血液が流れていって、外からはわかりにくい場合があります。足のトラブルってけっこうあるんです。だから要注意ですね。

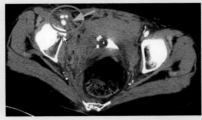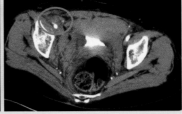

図 26　術後の患者の鼠径部

症例8	60 歳代男性

【主訴】右上肢の巧緻運動障害
【現病歴】電子部品の検査を 1 日に 500 個くらいする仕事をしていたが、20XX 年くらいから 200 個くらいしか検査できないようになっていた。翌年秋より、箸を用いることが困難でスプーンで食事をするようになった。11 月当院脳神経内科受診。軽度の右片麻痺、構音障害。右内頚動脈狭窄、左 ICO を確認し当科紹介となった。
【既往歴】高血圧
【生活歴】タバコ 20 本／日　ウイスキー
◈入院時現症
BP 208/109mmHg、意識清明、軽度構音障害、右不全片麻痺、書字困難

⃝ 穿刺部トラブル

　患者さんは 60 歳代、男性。電子部品の検査をしている会社の工場に勤務しています。右上肢の巧緻運動障害です。

　皆さんは一般の職場や工場を見学したことはありますか。僕は手術器具も作っている眼鏡工場へ行ったことがあるんですが、工場や一般の職

場は私語禁止だから、しーんとしているんです。僕らの職場は、みんなけっこうしゃべっていますよね。あれは一般企業じゃ、あり得ないことなんです。知らなかったんでびっくりしました。工場の人たちはひたすら作業しているんですが、その上に205、206、207 個目と作業した個数がピコンと表示されてノルマが500 個あるそうです。休憩時間になるまで眼鏡の部品のレーザー溶接をひたすらやっていました。

　この患者さんも、工場作業をもともとは500 個ぐらいやっていましたが、2014 年ごろからは200 ぐらいしかできなくなった。箸も使えなくなって、手が使いにくくなってきているということで、最初は整形外科

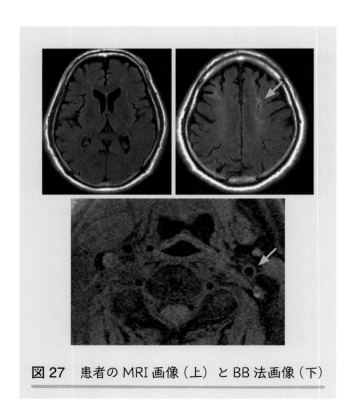

図27　患者の MRI 画像（上）と BB 法画像（下）

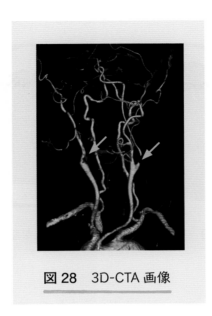

図28　3D-CTA 画像

の病気だと思ったんですけども、頸動脈がもうほとんど詰まっていると
いうことでやって来られました。

→ 内頸動脈が高度狭窄して脳血流が非常に少ない

　軽い脳梗塞がありますが、プラークイメージング、特別に問題ないで
す（図27）。頸動脈は右側がもうほとんど閉塞していますね（図28）。
左も高度狭窄しています。そのため、脳血流も非常に少なくて10mLし
かありません。脳血流は正常値がだいたい55mLですからものすごく少
ないです。内頸動脈が狭窄して、両方とも脳の血流が非常に足りない状
態の患者さんなんですね。

　嫌な予感がしたので「手を出すのはやめといたら？」と僕は言いまし
た。こんなに血行力学的脳虚血で血管を広げたら、過灌流が起こって出
血するのではないかと思ったんです。ダイアモックスの反応性も低下し

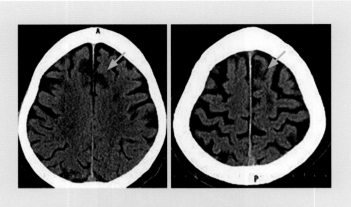

図 29　術前 CT で見つかった新たな脳梗塞

ているから、危ないのではないかということで、すこし様子を見ようと
思っていたら、悪いことに脳梗塞が生じてきてしまったんです（図
29）。何とか慎重にやりますと言って、血管内の先生たちがCASをし
たんですね。

○ 術後に血圧が急降下

　術後 13 時 15 分に帰室し、13 時 20 分に血圧が 100mmHg ありました。
ところが、15 時 47 分に血圧が 57mmHg になり、SpO$_2$ が 89〜87％にな
りました。息も呼吸もおかしいので人工呼吸器管理をして、血圧も上げ
て、ICU に入れたんですね。

　この患者さんは痰がたまって、所々で気管支が詰まり無気肺になって
いました。ICU の先生にファイバーで痰を通してもらってサチュレー
ションが良くなり、血圧も上がってきました。よかったと言っていたら、
17 時 3 分に急に血圧が 80mmHg 台になって 17 時 7 分には 40mmHg 台

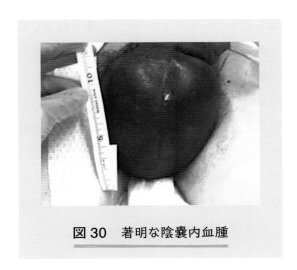

図 30　著明な陰嚢内血腫

に。「死ぬんじゃないか？　これ、どないなってんねん」ということで、またカタボンを再開。

　その後、CT を見ると睾丸がものすごく大きくなっていました。ICU の先生やナースは脳神経外科専門ではないので、穿刺部に血液がたまっているなんて、全然気付いてなかったんです。穿刺部から大量に出血して、こんなに睾丸の中で血腫がたまっているわけです（**図 30**）。そのため、患者さんは出血性ショックで血圧が下がっていたんですね。

◯ 出血性ショックによる多発脳梗塞

　ただ、これだけじゃ済まなかったんです。この患者さんはもともと脳血流がものすごく少ないので、あちこちに脳梗塞が発生しました。心配していた過灌流にはなりませんでしたが、出血性ショックによる多発脳梗塞で遷延性意識障害に陥りました。

　CAS や CEA は、あくまで脳梗塞を予防する手術です。そもそも脳梗

塞はすぐ亡くなるような病気ではないから、薬を投与して、それに上乗せ効果がある症例を選んでやらないといけません。こういうことになってしまっては予防にならないですね。何もしないのと同じなのではないかという気もするので、危ない症例はよほど慎重にしないといけません。

　特に、穿刺部をよく見ないといけないです。今回は穿刺部がテープで隠れていたんです。きちんと見てなかったから見逃してしまったんです。後腹膜に漏れている場合はわかりにくいときもありますが、睾丸の場合はわかったと思います。出血が多いと、今回のように脳梗塞ができてしまいますので、気を付けないといけません。

◯ 穿刺部トラブルを甘くみてはいけない

　覚えてほしいのは、穿刺部トラブルによる大量出血は異常に血圧を下げてしまうということです。その血圧低下が、腎障害とか脳梗塞を引き起こす例があるので、十分注意しましょう。足の穿刺部について、今は血管止血材とかいろんな道具がありますが、それを信用しすぎてはいけません。穿刺部を甘く考えている人が多いですが、こういうトラブルに十分気を付けないといけません。

症例9　60歳代男性

【現病歴】右上下肢脱力の TIA があり、その際、左内頚動脈狭窄を指摘されていたが、内服でコントロールされていた。翌年に TIA が再び見られたため、CAS 目的に来院。
【既往歴】AMI にて PCI 施行、アスピリン＋チクロピジン。
【危険因子】高血圧症、糖尿病、脂質異常症　タバコ15本/日×44年

◯ CAS 後の過灌流症候群

　ここからは本当の過灌流症候群の症例ですね。患者さんは 60 歳代の男性で、右の上下肢脱力の TIA があって、そのときに左の内頚動脈狭窄を指摘されました。翌年、TIA が再び見られたため、CAS 目的で来院されました（**図 31**）。術前の SPECT を見ると、すこし脳血流が落ちていますよね（**図 32**）。こういう場合に CAS や CEA をするときは何に注意しなければいけないかというと、過灌流症候群です。この患者さんも過灌流症候群が起こりましたが、十分に血圧を下げていたので、あまり問題になりませんでした。よく見ると、すこしくも膜下出血になっていました（**図 33**）。

　CAS 後の過灌流症候群は 12 時間以内に発生することが多いということと、くも膜下出血の可能性もあります。術後の高血圧があると危険因子になります。

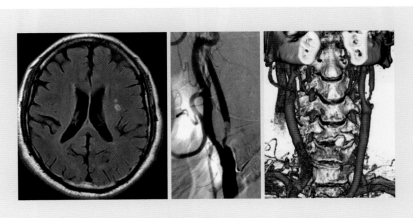

図 31　来院時の MRI 画像（左）と DSA 画像（中）、CTA 画像（右）

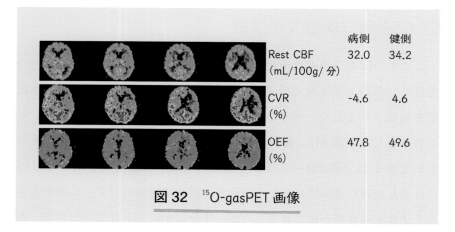

	病側	健側
Rest CBF （mL/100g/分）	32.0	34.2
CVR （%）	-4.6	4.6
OEF （%）	47.8	49.6

図 32　^{15}O-gasPET 画像

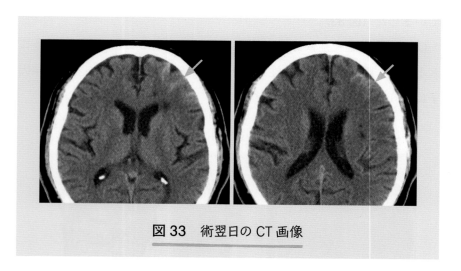

図 33　術翌日の CT 画像

CAS 後の遠位部塞栓

症例10　80歳代女性

【現病歴】6月突然の左片麻痺が出現。様子をみるも改善せず、他院を
受診。脳梗塞と右内頚動脈狭窄を指摘され、点滴加療を行った。しかし
その後7月9日、16日、30日と3回のTIAを認めたため、治療のため
来院。来院時左不全麻痺3＋/5
【既往歴】貧血 Hb 8.5
【危険因子】高血圧症、糖尿病、脂質異常症

遠位部脳塞栓による脳梗塞

　最後の1例です。この患者さんは6月に左片麻痺が出現し、様子を見
ていたが改善せず他院を受診しました。脳梗塞と右の内頚動脈狭窄症を
指摘されたんですね。点滴加療を行った後、7月9日、16日、30日と3
回のTIAを認めたため、治療目的に来院されました。貧血があるんで
すね。それと高血圧・糖尿病があるんです。脳梗塞が右の半球にすこし
認められました（図34）。

CASを行ったら左片麻痺が悪化したのはどうして？

　CASを施行後、左の片麻痺が悪化してしまったんです。原因は新規
の脳梗塞発症でした（図35）。術中のプラークは、フィルターを重ねて
回収するんですが、回収しきれなかった場合、そのゴミが頭の中に飛ん

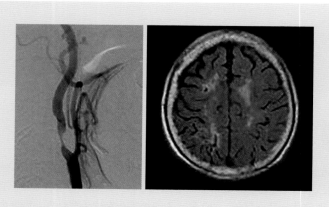

図 34　来院時の脳血管撮影画像（左）と MRI 画像（右）

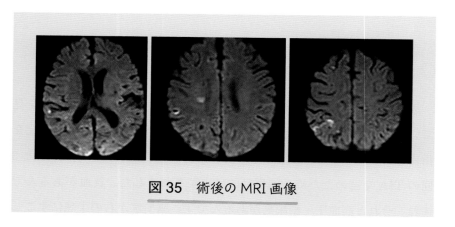

図 35　術後の MRI 画像

でいって、ぱらぱらぱらと脳梗塞を起こすんですね。この患者さんはまだ少ないほうだったんですけども。

　そのためプラークがたくさん出てくるような症例は、フィルターですべてを回収するのが難しいんですね。例えば、ゴミがフィルターを目詰まりさせて完全に流れがなくなっちゃいますと、血流が止まる、あるい

はゆっくりとしか流れないという Slow-flow / No-flow 現象が起こります。Slow-flow 現象は目詰まりによる順行性血流が起こる現象のことを指します。No-flow 現象は、フィルターが完全に目詰まりする現象のことです。血流が止まると血管が詰まってしまいます。

コイルにしてもステントにしても、頭の中に血栓が飛んでいく遠位部塞栓は血管内治療の永遠の課題です。

○ CAS 術後の看護のポイント

→ 穿刺部と足背動脈の拍動を必ずチェックする

いろいろなトラブルを示しましたが、まず気を付けないといけないのは穿刺部の血腫です。意識レベルと同じように必ず穿刺部を観察しましょう。

それから、皆さんも知っていると思いますが、血液を流した状態で圧迫しないと出血は止まらないんですね。0 にしちゃうと、血栓ができませんので。だから、足背動脈が触れる状態の圧力で圧迫しないといけないのは原則ですね。

また、足背が触れにくい患者さんもいますよね。そういう場合、触れていないのに触れていると自分で思い込むのはやめましょう。ドップラーの装置がありますから、それでちゃんと確認することが必要です。触診というのは個人差のある検査ですから、道具を使って必ず背側動脈に触れ、拍動している状態で圧迫します。穿刺部を必ずチェックします。これが大切です。

穿刺部血腫はリットル単位で出血が起こる危険性があります。

→ 血圧管理に気を付ける

CAS の過灌流は 12 時間以内に起こることが多いです。もともと

CASの術後1週間は血圧を上げないと下がり過ぎるぐらいになりますので、過灌流予防にとっては血圧が上がらないという点は非常に有利ですね。ただ、1週間ぐらい徐脈と低血圧が続く例もあるので、低血圧すぎる場合は腎臓も検査する必要があります。血圧120～140mmHgぐらいの間をずっと維持しているのはいいと思いますね。

引用・参考文献

1) North American Symptomatic Carotid Endarterectomy Trial Collaborator. Beneficial effect of carotid endarterectomy in symptomatic patients with high-grade carotid stenosis. N Engl J Med. 325 (7), 1991, 445-53.

Index
索 引

●著者略歴

菊田 健一郎 Kenichiro Kikuta

福井大学医学系部門脳神経外科教授

■ 経　歴
1991 年　京都大学医学部卒業
1991 年　京都大学医学部脳神経外科入局
1998 年　倉敷中央病院副医長
2000 年　京都大学医学部脳神経外科助教
2008 年　京都大学医学部脳神経外科講師
2009 年　福井大学医学部脳神経外科教授

■ 専門分野
脳血管障害
頭蓋底、深部脳腫瘍
血管内皮研究

■ 著書
●「超入門脳血管外科手術」(2007 年、メディカ出版)

Dr. 菊田からひとこと

　先日のサッカーワールドカップ1次リーグで、ドイツが、スペインが日本に負けました。日本はほとんどボールを持たせてもらえず、ほんの一瞬で点を奪うことができ、まさに「不思議の勝ち」だったのではないでしょうか。でもドイツもスペインも最大の敗因は、「多分勝てる」と考えていたことだと思います。「日本に負けるとしたらどういうパターンか」と、トラブルを予想していなかったことが敗因です。脳神経外科ナースも同じです。「多分大丈夫」と油断せず、1人ひとりトラブルを予測した看護プランを立ててください。

メディカのセミナー濃縮ライブシリーズ
Dr. 菊田のキラリと見逃さない！
脳外術後の正常経過と異常発見
ー難しい術後のケアポイントがきっちり
おさえられる！

2023年2月1日発行　第1版第1刷

著　者　菊田 健一郎

発行者　長谷川 翔

発行所　株式会社メディカ出版
　　　　〒532-8588
　　　　大阪市淀川区宮原3-4-30
　　　　ニッセイ新大阪ビル16F
　　　　https://www.medica.co.jp/

編集担当　詫間大悟
編集協力　一居久美子
装　幀　市川 竜
イラスト　小玉高広
組　版　イボルブデザインワーク
印刷・製本　日経印刷株式会社

© Kenichiro KIKUTA, 2023

ISBN978-4-8404-8139-7　　Printed and bound in Japan

当社出版物に関する各種お問い合わせ先（受付時間：平日9：00〜17：00）
●編集内容については、編集局 06-6398-5048
●ご注文・不良品（乱丁・落丁）については、お客様センター 0120-276-115